疑难杂症效验秘方系列

甲状腺疾病
效验秘方

总主编　张光荣

主　编　杨淑荣

中国医药科技出版社

内 容 提 要

本书精选甲状腺疾病验方数百首，既有中药内服方，又有针灸、贴敷等外治方；既有古今中医名家经验方，又有民间效验方。每首验方适应证明确，针对性强，疗效确切，患者可对症找到适合自己的中医处方。全书内容丰富，通俗易懂，是家庭防病治病的必备参考书。

图书在版编目（CIP）数据

甲状腺疾病效验秘方/杨淑荣主编. —北京：中国医药科技出版社，2014.1

（疑难杂症效验秘方系列）

ISBN 978 - 7 - 5067 - 6334 - 9

Ⅰ. 甲… Ⅱ. ①杨… Ⅲ. ①甲状腺疾病 - 验方 - 汇编

Ⅳ. ①R289.5

中国版本图书馆 CIP 数据核字（2013）第 201974 号

美术编辑 陈君杞
版式设计 郭小平

出版 中国医药科技出版社
地址 北京市海淀区文慧园北路甲 22 号
邮编 100082
电话 发行：010 - 62227427 邮购：010 - 62236938
网址 www.cmstp.com
规格 710×1020mm $\frac{1}{16}$
印张 11 $\frac{1}{2}$
字数 170 千字
版次 2014 年 1 月第 1 版
印次 2024 年 4 月第 4 次印刷
印刷 大厂回族自治县彩虹印刷有限公司
经销 全国各地新华书店
书号 ISBN 978 - 7 - 5067 - 6334 - 9
定价 23.00 元
本社图书如存在印装质量问题请与本社联系调换

编委会

主　编　杨淑荣

副主编　谢　强　许增华

编　委　胡启煜　袁小芳　黄婷婷

　　　　周思平　尹　静　林丽佳

前言

昔贤谓"人之所病，病病多，医之所病，病方少"，即大众所痛苦的是病痛多，医者所痛苦的是药方少。然当今之人所病，病病更多；当今之医所病，不是病方少，而是病效方少。故有"千金易得，一效难求"之憾。

《内经》云："言病不可治者，未得其术也"。"有是病，必有是药（方）"，所以对一些疑难杂症，一旦选对了方、用对了药，往往峰回路转，出现奇迹。

本套"疑难杂症效验秘方系列"包括肺病、肝胆病、肾病、高血压、中风、痛风、关节炎、肿瘤、甲状腺病、妇科疾病、不孕不育、男科疾病、骨关节疾病、脱发、皮肤病等，共计 15 个分册。每分册精选古今文献中效方验方数百首，既有中药内服方，又有针灸、贴敷等外治方。每首验方适应证明确，针对性强，疗效确切，患者可对症找到适合自己的中医处方，是家庭求医问药的必备参考书。

需要说明的是，原方中有些药物，按现代药理学研究结果是有毒副作用的，如川乌、草乌、天仙子、黄药子、雷公藤、青木香、马兜铃、生半夏、生南星、木通、商陆、牵牛子，等等，这些药物尤其是大剂量、长时间使用易发生中毒反应。故在选定某一验方之后，使用之前，请教一下专业人士是有必要的！

本套丛书参考引用了大量文献资料，在此对原作者表示衷心感谢！最后，愿我们所集之方，能够解除患者的病痛，这将是我们最为欣慰的事。

总主编　张光荣

2013 年 10 月

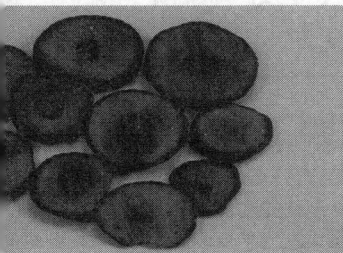

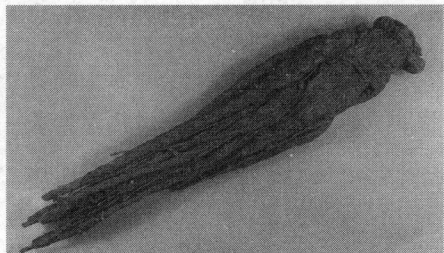

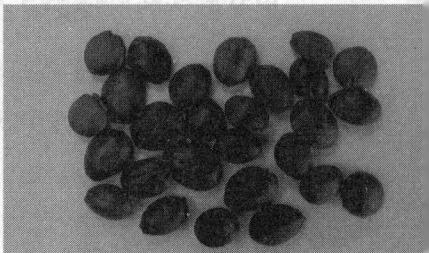

目录

第三章　甲状腺功能减退症

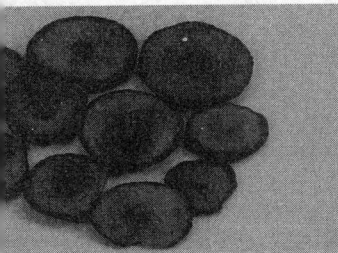

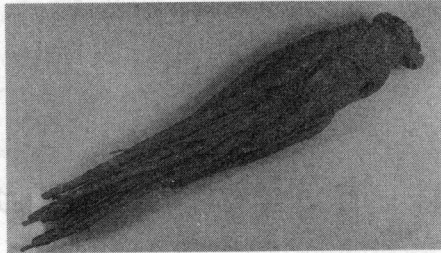

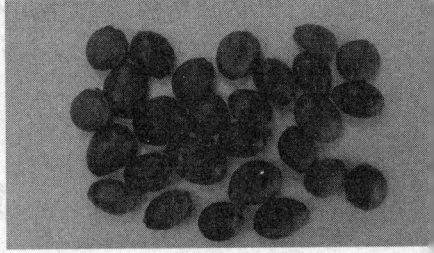

第一章

甲状腺肿

甲状腺肿是指甲状腺呈弥漫性或结节性肿大，甲状腺功能正常，不伴有功能亢进或减低，不是由感染或肿瘤引起的一种甲状腺疾病。

甲状腺肿病因复杂，常与碘的摄入量，食物中的碘化物，致甲状腺肿物质、药物及先天性甲状腺激素合成障碍，导致甲状腺激素合成减少，促甲状腺激素（TSH）分泌反馈性增加而为患。

本病属于中医学"瘿瘤"范畴，在中医著作里，又有瘿、瘿气、瘿瘤、瘿囊、影袋等名称。气滞痰凝壅结颈前是瘿病的基本病理，日久引起血脉瘀阻，以致气、痰、瘀三者合而为患。部分病例，由于痰气郁结化火，火热耗伤阴津，而导致阴虚火旺的病理变化，其中尤以肝、心两脏阴虚火旺的病变更为突出。瘿病初起多实，病久则由实致虚，尤以阴虚、气虚为主，以致成为虚实夹杂之证。

甲状腺肿的诊断：①多见于女性，以离海较远的山区发病较多。②颈前结块肿大，其块可随吞咽动作而上下移动，触之多柔软、光滑，病程日久则质地较硬，或可扪及结节。③基础代谢率（BMR）、甲状腺摄碘率、血清总甲状腺素（W4）测定及血清总三碘甲状腺原氨酸（TT3）测定等试验，以及必要时做X线检查等，有助于鉴别瘿病的不同类型及了解病情的不同程度。

第一节　单纯性甲状腺肿

🪷 行气活血消瘿汤

海藻 15g　昆布 15g　夏枯草 15g　浙贝母 15g　桃仁 10g　赤芍 10g　当归 10g　青皮 15g　半夏 15g　郁金 15g　瓜蒌壳 15g

【用法】水煎服，每天 2 次，每日 1 剂。30 天为 1 个疗程。

【功效】活血化瘀，行气化痰，消瘿散结。

【适应证】**单纯性甲状腺肿（气郁痰阻型）**。症见：颈前肿大，可扪及结节或肿块，质地柔软，按之活动，或颈部肿胀不舒，或有疼痛、压痛、压迫感及放射性痛，或胸胁胀闷，或无任何不适，病情随情志波动而改变，舌苔薄白或白腻，脉弦滑。

【疗效】以本法治疗单纯性甲状腺肿 48 例，临床治愈 18 例（治疗 3 个疗程，经触诊、B 超诊查腺肿消失者），有效 23 例（治疗 3 个疗程，腺肿明显缩小者），无效 7 例（治疗 3 个疗程后腺肿未见缩小者）。小于 19 岁者有效率 93.3%，19 岁及以上者则为 81.8%，说明年龄小者优于成人；病程短者有效率为 97.4%，较病程长的 60% 疗效为佳；腺肿较小的疗效 88.85%，优于腺肿较大的 78.75%，同时说明早期使用本方治疗腺肿较晚期使用更为理想。

【来源】刘学兰．行气活血消瘿汤治疗单纯性甲状腺肿 48 例．四川中医，2001，19（4）：41

🪷 化痰散结消瘿 I、II 号方

化痰散结消瘿 I 号方：郁金 10g　柴胡 6g　香附 10g　青皮 6g　海藻 10g　牡蛎 20g　夏枯草 10g　制半夏 10g　昆布 10g

化痰散结消瘿 II 号方：浙贝母 10g　玄参 10g　丹参 10g　川芎 6g　当归 10g　赤芍 10g　红花 5g　海藻 10g　昆布 10g　牡蛎 20g

【用法】水煎服，每天 2 次，每日 1 剂。1 个月为 1 个疗程。

【功效】行气化痰，消瘿散瘀。

【适应证】化痰散结消瘿Ⅰ号方适用于治疗单纯性甲状腺肿（气郁痰阻型）。症见：颈前肿大，可扪及结节或肿块，质地柔软，按之活动，或颈部肿胀不舒，或有疼痛、压痛、压迫感及放射性痛，或胸胁胀闷，或无任何不适，病情随情志波动而改变，舌苔薄白或白腻，脉弦滑。

化痰散结消瘿Ⅱ号方适用于治疗单纯性甲状腺肿（血瘀痰阻型）。症见：颈前肿大，可扪及肿块，按之较韧或较硬，活动度大，局部肿胀，或有压迫感，或伴有局部压痛，或肿痛不适，或胸闷不适，舌质紫黯有瘀点，舌苔白腻，脉弦滑。

【疗效】以本法治疗单纯性甲状腺肿42例，共3个疗程。其中气郁痰阻型25例，血瘀痰阻型17例，结果治愈19例（颈前肿物全部消失，无并发症，彩色B超检查示双侧甲状腺未见占位），好转14例（肿物缩小，彩色B超检查甲状腺较用药前缩小＞30%，临床症状减轻，无并发症）无效9例（治疗后肿物无变化或继续增大，临床症状存在，彩色B超检查无明显变化或继续增大），总有效率为78.57%。

【来源】蔡欣红.化痰散结消瘿Ⅰ、Ⅱ号方治疗单纯性甲状腺肿42例.河北中医，2010，32（4）：525

🌸 活血化痰汤

当归15～30g　川贝母9～12g　赤芍15～30g　牡蛎9～15g　炒山甲9～12g　海藻15～30g　黄药子9～12g　半夏9～12g　桃仁9～15g

【用法】水煎服，每天2次，每日1剂。30天为1个疗程。

【功效】活血化痰，消瘿散结。

【适应证】单纯性甲状腺肿（痰凝血瘀型）。症见：颈前肿大，可扪及肿块，按之较韧或较硬，活动度大，局部肿胀，或有压迫感，或伴有局部压痛，或肿痛不适，或胸闷不适。舌质紫黯有瘀点，舌苔白腻，脉弦滑。

【疗效】以本法治疗单纯性甲状腺肿50例，结果显效18例（经2个疗程治疗腺肿消失），有效25例（经8个疗程治疗腺肿消失）），无效7例（经5个疗程治疗腺肿未见缩小），总有效率为86%。

【来源】梁钦，梁伏河.活血化痰汤治疗单纯性甲状腺肿50例疗效观察.广西中医药，1989，12（4）：27

🪷 加减海藻玉壶汤

昆布 12g　海藻 12g　浙贝母 10g　生地 10g　当归 20g　夏枯草 30g　牡蛎 30g　三棱 10g　莪术 10g　皂刺 10g　醋柴胡 10g　苦参 10g　炮山甲 5g（纱布包煎，煎后取出焙干冲服）

【用法】水煎服，每天 2 次，每日 1 剂。月经量大者，经期停服，月经过后继续服用，每 30 天为 1 个疗程。方中的炮山甲要用纱布包煎，与群药共煎，药煎好后，将炮山甲取出在微波炉中焙干，或置铁锅中用小火焙干，打碎冲服，一日 2 次。

【功效】活血软坚，消瘿散结。

【适应证】**单纯性甲状腺肿（痰凝血瘀型）**。症见：颈前肿大，可扪及肿块，按之较韧或较硬，活动度大，局部肿胀，或有压迫感，或伴有局部压痛，或肿痛不适，或胸闷不适，舌质紫黯有瘀点，舌苔白腻，脉弦滑。

【临证加减】胸闷、胁痛者，加郁金 10g、香附 15g、醋柴胡量加大用 15g。纳差、便溏者，加焦白术 10g、茯苓 10g、怀山药 15g、炒麦芽 15g。胃热内盛而见多食易饥者，加石膏 15g、知母 10g。肾阴亏虚而见耳鸣、腰膝酸软者，加龟板 10g、桑寄生 10g、怀牛膝 15g、菟丝子 10g。月经量少或经闭，加黄芪 30g、枸杞子 15g、熟地 10g、制首乌 10g。

【疗效】以本法治疗单纯性甲状腺肿 50 例，结果痊愈 12 例（甲状腺肿块已消失，B 超检查正常），显效 19 例（肿块明显变小，B 超检查肿块缩小），有效 16 例（甲状腺肿块有部分变小），无效 3 例（治疗前后症状无明显好转），总有效率为 94.00%。

【来源】许华欣. 加减海藻玉壶汤治疗单纯性甲状腺肿 50 例. 中国医药指南，2012，10（23）：438-439

🪷 六海舒郁丸

海藻 30g　昆布 30g　海带 30g　海蛤粉 15g　海螵蛸粉 15g　海浮石 15g　鳖甲 15g　青皮 10g　木香 10g　黄药子 6g　甘草 5g

【用法】久煎内服，每日 1 剂，每日 3 次，连服 1～2 月。小儿酌情减量。20 天为 1 个疗程。

【功效】化痰软坚，消瘿散结。

【适应证】**单纯性甲状腺肿（气郁痰结型）**。症见：颈前肿大，可扪及肿块，随吞咽上下移动，质软不痛，颈部觉胀，喜叹息，胸胁胀痛，随情志波动而改变，舌偏红苔薄白，脉弦滑。

【临证加减】胁痛甚者加柴胡、郁金；颈咽不适者加桔梗、射干；肝郁化火者，加夏枯草、牡丹皮；纳差便溏者加白术、山药。

【疗效】以本法治疗结节性甲状腺肿45例，结果治愈38例（经3个疗程治疗腺肿消失），好转5例（经8个疗程治疗腺肿消失），无效2例（经6个疗程治疗腺肿未见缩小），总有效率为95.6%。

【来源】张心海. 六海舒郁丸治疗单纯性甲状腺肿45例. 广西中医药，1992，15（2）：13

🪷 消瘿汤加减

夏枯草50g　柴胡25g　香附25g　昆布20g　海藻20g　海浮石30g　牡蛎30g　黄药子30g

【用法】水煎服，每天2次，每日1剂。30天为1个疗程。治疗2~4个疗程。

【功效】理气开郁，清热散结，软坚消瘿。

【适应证】**单纯性甲状腺肿（气郁痰结型）**。症见：颈前肿大，腺体表面较平坦，质软不痛，皮色如常，腺体随吞咽动作而上下移动，部分伴有压气感及吞咽不适感，舌质红，苔薄白，脉弦滑。

【临证加减】气滞酌加青皮、槟榔、桔梗；血瘀加当归、川芎、丹参；挟热加黄芩、龙胆草、连翘；挟痰加半夏、茯苓、浙贝母；体虚加党参、黄芪、当归。

【疗效】以本法治疗单纯性甲状腺肿76例，结果治愈41例（局部肿块及全身症状消失），显效15例（肿块缩小1/2以上），有效11例（局部肿块缩小，但不及1/2，全身症状减轻），无效9例（局部肿块无缩小，全身症状无改善），总有效率为88.2%。

【来源】王元浩. 消瘿汤加减治疗单纯性甲状腺肿76例. 辽宁中医杂志，2006，33（3）：337

🪷 消瘿丸

白芷 50g　浙贝 50g　乌贼骨 50g　青皮 50g　牡蛎 90g　夏枯草 90g　海蛤壳 90g　黄药子 90g　法半夏 90g　威灵仙 60g　山慈菇 60g　枳壳 60g　当归 60g　橘红 60g　昆布 60g　海藻 60g　川芎 30g　炮山甲 15g

【用法】各药研末，混匀，水泛为丸。每次 6g，每日 2 次，连服 3 个月为 1 个疗程。

【功效】理气化痰，活血化瘀，软坚散结。

【适应证】**单纯性甲状腺肿（气郁痰结型）**。症见：颈前结块肿大，随吞咽上下移动，质软不痛，舌偏红苔薄白，脉弦滑。

【疗效】以本法治疗单纯性甲状腺肿 24 例，结果治愈 14 例（甲状腺肿大缩小至正常），好转 10 例（甲状腺肿大缩小为 1/3 以上），无效（甲状腺肿大缩小不明显），总有效率为 100%。

【来源】房松.消瘿丸治疗单纯性甲状腺肿 24 例.实用中医内科杂志，1999，13（3）：40

🪷 瘿消丸（膏）内服外贴

瘿消丸：柴胡 10g　香附 10g　青皮 10g　陈皮 10g　海蛤粉 30g　牡蛎 30g　鳖甲 30g　夏枯草 30g　穿山甲 10g　海藻 30g　昆布 30g　玄参 30g　三棱 10g　莪术 10g

瘿消膏：在上方基础上加黄药子 12g

【用法】制成水丸，每次 6g，每日 3 次，服药后饮黄酒少许。瘿消膏是在上方基础上加黄药子 12g，共磨成细末，过 120 目筛，用小磨香油调成糊状，置密封容器贮存备用。用时取药膏适量，平摊于多层纱布上，贴敷患处，用绷带固定，3 日换药 1 次。20 天为 1 个疗程，治疗 3～6 个疗程。疗程之间隔 5～7 日。

【功效】理气化痰，消瘿散结。

【适应证】**单纯性甲状腺肿（气郁痰结型）**。症见：颈前肿大，肿块质软不痛，舌偏红苔薄白，脉弦滑。重大严重时，可伴有气管或食管因受压移位而出现的咽下困难、憋气、喘鸣甚至上肢静脉充血、肿胀等表现者。

【疗效】以本法治疗单纯性甲状腺肿 32 例，结果治愈 20 例（颈前肿物全部消失，临床症状消失，无并发症，彩色 B 超检查双侧甲状腺未见占位），好转 7 例（肿物缩小，彩色 B 超检查甲状腺较用药前缩小 30% 以上，临床症状减轻，无并发症），无效 5 例（治疗 3 个月肿物无变化或继续增大，临床症状存在，彩色 B 超检查无明显变化或逐渐增大），总有效率为 84.4%。

【来源】高桂英，刘志霞，袁灵. 瘿消丸、膏内服外贴治疗单纯性甲状腺肿 32 例. 国医论坛，1999，14（4）：27

🪷 消瘿散结汤

夏枯草 30g　海藻 30g　昆布 30g　海浮石 30g　青皮 6g

【用法】水煎服，分早餐前、临睡前 1 小时两次服用，每日 1 剂。中西药同时服用，2 周为 1 个疗程，疗程之间间隔 10 天，两疗程未愈者改用其他方法治疗。西药治疗：甲状腺片，第一疗程每日 40mg，第二疗程每日 80mg，均在午餐前 1 小时口服。腺肿消失后，改维持量，每日 20mg，疗程 3 个月。

【功效】消痰理气，软坚散结。

【适应证】**单纯性甲状腺肿（气郁痰阻型）**。症见：颈前肿大，可扪及结节或肿块，质地柔软，按之活动，或颈部肿胀不舒，或有疼痛、压痛、压迫感及放射性痛，或胸胁胀闷，或无任何不适，病情随情志波动而改变，舌苔薄白或白腻，脉弦滑。

【疗效】以本法治疗单纯性甲状腺肿 28 例，第 1 疗程后，28 例均有不同程度的好转，腺肿缩小 1/3 以上的 16 例，1/3 以下的 12 例。第 2 疗程后，痊愈 23 例，显效 5 例。总有效率为 100%。

【来源】高作山，陈乐宽，赵宗芝. 中西医结合治疗单纯性甲状腺肿 28 例. 河北中医，1994，16（6）：65

🪷 藻药散

海藻 60g　黄药子 60g

【用法】将诸药研成细末，装瓶备用。每次 2g，每日 3 次，黄酒或开水冲服。服药期间，忌食厚味；戒酒、色。

【功效】理气化痰，活血消瘿。

【适应证】**单纯性甲状腺肿（气滞痰凝型）**。症见：颈部肿块，质硬或疼痛，情绪急躁，胸闷不舒。舌质红，舌苔白腻，脉弦滑。

【来源】《证治准绳》卷五

🪷 二陈汤

生姜 30g　粉甘草 3g　茯苓 6g　生半夏 6g　橘络 6g

【用法】将生半夏研成细末，装入胶囊（每个胶囊 1~1.5g），其余三药混合研粉，以生姜汁和丸，如不够可借用蜂蜜少许，上药 1 剂分作 3 份，在饭后用冷开水送服。每日 1 剂。

【功效】解郁化痰，软坚散结。

【适应证】**单纯性甲状腺肿（气滞痰凝型）**。症见：颈部肿块，质硬或疼痛，情绪急躁，胸闷不舒。舌质红，舌苔白腻，脉弦滑。

【疗效】以本法治疗重度甲状腺肿 7 例，结果治愈 5 例，改善 2 例。

【来源】刘国政，王惟恒．甲状腺疾病千家妙方．北京：人民军医出版社，2012：8

🪷 蒌贝泻胸汤

海带 200g　海螵蛸 100g　昆布 150g　海藻 150g　夏枯草 150g

【用法】水煎服，每天 2 次，每日 1 剂。

【功效】理气解郁，化痰散结。

【适应证】**单纯性甲状腺肿（气滞痰凝型）**。症见：颈部肿块，质硬或疼痛，情绪急躁，胸闷不舒。舌质红，舌苔白腻，脉弦滑。

【疗效】以本法治疗单纯性甲状腺肿 65 例，结果治愈 35 例，有效 30 例，总有效率为 100%。

【来源】南京中医药大学，方药传真．南京：江苏科学技术出版社，2003：211

🪷 贝蛎郁藻散

郁金 50g　海藻 50g　浙贝母 50g　牡蛎 50g

【用法】将诸药研成细末，过 100 目筛，装瓶备用。每次 2g，每日 3 次，黄酒送服。

【功效】理气化痰，活血消瘿。

【适应证】**单纯性甲状腺肿（痰凝血瘀型）**。症见：颈部肿块，质硬或疼痛，胸闷，纳差，舌质暗红或有瘀斑，舌苔少，脉细涩。

【疗效】以本法治疗单纯性甲状腺肿9例，结果恢复正常6例，有效2例。

【来源】郭爱廷．实用单方验方大全．北京：北京科学技术出版社，2011：180

消瘿膏

海藻6g　昆布6g　黄药子6g　乳香6g　冰片3g（1次量）

【用法】将以上各药共研为细末，用凡士林调成膏剂，外敷甲状腺肿大区，直径约4～6cm，外用纱布覆盖，胶布固定，每隔24小时更换1次，10天为1个疗程。

【功效】理气化痰，活血化瘀，软坚散结。

【适应证】**甲状腺肿（血瘀痰凝型）**。症见：甲状腺肿大呈对称性或一侧为主，质软，平滑或有结节，无压痛，偶有震颤和血管性杂音。部分病例伴有不同程度的喉部紧缩感、慢性刺激性干咳、活动后气促等表现。舌质紫黯有瘀点，舌苔白腻，脉弦滑。

【疗效】以本法治疗甲状腺肿48例，结果治愈33例（1个疗程内临床症状减轻，彩超及实验室检查均正常），显效13例（1个疗程内临床症状减轻，2个疗程后症状消失，甲状腺肿明显消退），无效2例（甲状腺肿及临床症状均无改善），总有效率为95.8%。

【来源】孙以民，支洪波．消瘿膏治疗甲状腺肿．上海中医药杂志，2000，34（6）：31

桂枝茯苓丸加味

桂枝15g　茯苓12g　丹皮10g　赤芍12g　桃仁10g　猫爪草15g
海藻10g　昆布10g　皂角刺10g　川楝子10g　生地10g　甘草6g

【用法】水煎服，每天2次，每日1剂。4周为1个疗程。

【功效】活血化瘀，消癥散结，除湿化痰。

【适应证】**单纯性甲状腺肿大（气郁痰结型）**。症见：颈前饱满，胸闷，声音嘶哑。

【临证加减】伴有胸闷、胁痛、善太息者，加郁金10g、香附9g、柴胡

9g、枳壳 6g；声音嘶哑者，加牛蒡子 10g、射干 6g、马勃 5g；伴有结节者，加三棱 10g、莪术 10g、黄药子 10g、肿节风 10g、露蜂房 9g；阴虚内热者，加天冬 10g、天花粉 10g、玄参 10g。

【疗效】以本法治疗单纯性甲状腺肿 32 例，结果痊愈 4 例（临床症状消失，彩超显示甲状腺大小正常，结节消失），显效 21 例（临床症状基本消失，彩超显示甲状腺较治疗前缩小 2/3 以上或/和结节缩小 2/3 以上），好转 5 例（临床症状减轻，彩超显示甲状腺较治疗前缩小 1/2 以上或/和结节缩小），无效 2 例（临床症状及甲状腺彩超均与治疗前相同）。

【来源】张金玲，徐凤琴，衣非．桂枝茯苓丸加味治疗单纯性甲状腺肿大的临床体会．中国地方病防治杂志，2006，21（6）：379－380

🪷 行气化瘿汤

柴胡 14g　枳壳 14g　川芎 14g　陈皮 14g　广木香 14g　青皮 14g　夏枯草 14g　白芍 18g　浙贝母 20g　全瓜蒌 20g　煅牡蛎 20g　炙甘草 6g

【用法】水煎服，每天 2 次，早晚餐后服用，每日 1 剂。每周服药 6 天，连用 12 周。

【功效】行气活血，润化痰结。

【适应证】**散发性甲状腺肿**（**气滞痰结型**）。症见：甲状腺肿大，可扪及结节或肿块，质地柔软，按之活动，或颈部肿胀不舒，或有疼痛、压痛、压迫感及放射性痛，或胸胁胀闷，或无任何不适，病情随情志波动而改变。舌苔薄白或白腻，脉弦滑。

【疗效】以本法治疗散发性甲状腺肿 40 例，结果临床痊愈 10 例（甲状腺不可扪及，并发症消失），显效 20 例（甲状腺直径减少 4cm 以上，并发症明显减轻），有效 7 例（甲状腺直径减少 2～4cm，并发症有改善），无效 3 例（甲状腺直径减少 2cm 以下，并发症无变化）。

【来源】路波，沈璐．行气化瘿汤治疗散发性甲状腺肿 40 例．陕西中医，2005，26（11）：1166－1167

🪷 消瘿汤配合甲状腺片

海藻 30g　生牡蛎 30g　夏枯草 10g　生晒参（另炖）10g　三棱

10g 牛蒡子12g 郁金15g 玄参15g

【用法】水煎服，每天2次，每日1剂。同时每天配合服用甲状腺片40~120mg，分3次服。治疗2个月为一疗程。儿童用量酌减。

【功效】散结化痰，理气活血，清热养阴。

【适应证】**顽固性单纯性甲状腺肿（痰凝血瘀型）**。症见：颈前肿大，可扪及肿块，按之较韧或较硬，活动度大，局部肿胀，或有压迫感，或伴有局部压痛，或肿痛不适，或胸闷不适，舌质紫黯有瘀点，舌苔白腻，脉弦滑。

【临证加减】伴五心烦热者，加鳖甲20g；口苦、舌苔黄者，加牡丹皮12g。

【疗效】以本法治疗顽固性单纯性甲状腺肿50例，结果痊愈46例（甲状腺肿大和结节完全消失，恢复正常），有效4例（甲状腺肿大或结节缩小1/2以上），总有效率为92%。

【来源】李佩洲，史华民，马卫华.消瘿汤配合甲状腺片治疗顽固性单纯性甲状腺肿大50例.新中医，2000，32（2）：34

❁ 瘿核消丸内服配合消瘿膏外用

①瘿核消丸：海藻30g 昆布30g 蛤粉15g 鳖甲15g 牡蛎15g 浙贝15g 柴胡12g 香附12g 青皮12g 陈皮12g 三棱12g 文术12g 丹参30g 黄芪15gg

②消瘿膏：海藻30g 昆布30g 夏枯草20g 浙贝母30g 生牡蛎30g 川芎15g 丹参15g 香附12g 白芷10g 白芥子10g 黄药子12g

【用法】①加工成水丸，每次9g，每日3次，服药后饮黄酒少许。②将以上各药共磨成细末，过120目筛，用小麝香油调成糊状，置密封容器贮存备用，用时取药膏适量，平摊于多层纱布上，贴敷患处，用绷带固定，3日换药1次（贴2日，隔1日）。3个月为一疗程。

【功效】中药瘿核消丸内服化痰软坚，消瘿散结。消瘿膏外用通经活络，消肿散结。

【适应证】**单纯性甲状腺肿（气郁痰阻型）**。症见：甲状腺肿大，肿块质软不痛，按之较硬或有结节，当肿大严重时，气管或食管因受压移位，可有咽下困难、憋气、喘鸣、甚至上肢静脉充血、肿胀等表现。舌苔薄白或白腻，脉弦滑。

【疗效】以本法治疗单纯性甲状腺肿 66 例，结果治愈 37 例（颈前肿物全部消失，无并发症，彩色 B 超检查示双侧甲状腺未见占位），好转 22 例（肿物缩小，彩色 B 超检查甲状腺较用药前缩小 > 30%，临床症状减轻，无并发症），无效 7 例（治疗后肿物无变化或继续增大，彩色 B 超检查甲状腺较用药前缩小 > 30%，临床症状存在，彩色 B 超检查甲状腺无明显变化或继续增大），总有效率为 89.4%。

【来源】高桂英. 中药内服外用结合治疗单纯性甲状腺肿 66 例. 中国社区医师，2009，11（11）：108

昆布散

昆布 30g

【制法】洗其咸汁，晒干为末。

【用法】每取 3g，以棉裹好，放醋中浸过，口含咽汁，味尽即换。

【功效】消痰软坚，利水退肿。

【适应证】**甲状腺肿**。症见：瘿气结核，瘰疬肿硬。

【来源】刘国政，王惟恒. 甲状腺疾病千家妙方. 北京：人民军医出版社，2012：12

二海汤

海藻 海带各 15g 黄药子 柴胡各 10g 夏枯草 18g 生牡蛎 30g

【用法】生牡蛎先煎 30 分钟，头煎加水约 500ml，先泡 20 分钟，武火煮沸后，改小火再煮沸 30 分钟，取液约 200ml；二煎，加水约 400ml，武火煮沸后，改小火再煮沸 30 分钟，取液约 200ml；两煎药汁混合后，分成 2 份。口服（温服），每天 2 次，每日 1 剂。

【功效】理气解郁，化痰散结。

【适应证】**甲状腺肿**。

【来源】刘国政，王惟恒. 甲状腺疾病千家妙方. 北京：人民军医出版社，2012：12

围刺合中药"四海汤"

①取穴：囊肿处

②四海汤：海藻 海蛤壳 昆布 牡蛎

【用法】①患处用75%乙醇或碘伏严格消毒，视囊肿大小用不同长度针灸针进行围刺，刺至囊中央，每次4~6根针，囊中央一根直刺，用温针灸；体质强壮、囊肿坚实者用泻法；体质虚弱、囊肿柔软松大者用平补平泻法。每次留针30~40分钟，以2节艾燃尽为度，每节艾长1.5~2cm。每星期针灸5次，10次为1个疗程。②中药水煎服，每天2次，每日1剂。2个星期为1个疗程。

【功效】针刺可以调整内分泌系统的功能，从而提高机体的防卫、抗病能力。辅以中药软坚散结，益气健脾，疏肝理气，化痰消肿。

【适应证】**单纯性甲状腺肿**。症见：颈前结块肿大，瘿囊内肿块，呈圆形，表面光滑，随吞咽上下移动，无疼痛和压痛。肿块增大时，可有呼吸困难，吞咽困难，声音嘶哑等压迫症状。

【临证加减】气滞痰凝加浙贝、法半夏、连翘、夏枯草、海浮石、山慈菇、陈皮；气阴两虚加党参、太子参、北黄芪、白术、海浮石、山慈菇、麦冬、柴胡、陈皮。

【疗效】以本法治疗单纯性甲状腺肿40例，结果治愈25例（局部肿块及全身症状消失），好转12例（局部肿块缩小，全身症状减轻），未愈3例（局部肿块治疗1个月无缩小，全身症状无改善），总有效率为92.5%。

【来源】蔡小莉. 围刺配合中药治疗单纯性甲状腺肿大疗效观察. 上海针灸杂志，2011，30（2）：123－124

胡氏针刺方

取穴：阿是穴 间使 气舍 天突

【用法】针刺阿是穴用扬刺法，患者取坐位，头稍后仰，面及颈部肌肉放松，使甲状腺充分暴露。常规消毒后，以左手拇、示指固定肿物，选用32号长5~7寸的4枚毫针，从肿物四周的健康组织分别向肿块中心的阿是穴刺入，针尖要相互交叉而过，然后在肿物正中刺入1枚短毫针。再刺天突，向后下方进针1~1.5寸，不可提插。再刺间使、气舍，作慢按紧提的泻法，得气后留针30分钟，然后将针退出。每日治疗1次，5次为1个疗程。针刺时注意勿刺气管、喉头、血管、喉返神经；出针时宜予按压，以防出血。

【功效】疏通经络，行气破结消瘿。

【适应证】**散发性甲状腺肿**。症见：甲状腺肿大，可扪及结节或肿块，质地柔软，按之活动，或颈部肿胀不舒，一般不伴有甲状腺功能改变。

【疗效】以本法治疗散发性甲状腺肿 35 例，经治疗 1~3 个疗程后，结果痊愈 9 例（局部肿块及全身症状消失），好转 24 例（局部肿块缩小，全身症状减轻），未愈 2 例（局部肿块无缩小，全身症状无改变）。

【来源】胡从富．针刺治疗散发性甲状腺肿 35 例．浙江中医杂志，2005，40（2）：85

🪷 海藻酒方

海藻 500g　清酒 120ml

【用法】海藻用绢袋盛好，放入酒中浸渍，春夏浸 2 天，秋冬浸 5 天，每次服 12ml，稍稍含咽，每日 3 次。喝完酒，再用酒 120ml 浸泡，服法如前并把渣滓晒干为末，每次服 9g，每日 3 次。

【功效】化痰软坚，活络散结。

【适应证】**单纯性甲状腺肿**（痰瘀阻滞）。症见：颈部弥漫性肿。

【来源】刘国政，王惟恒．甲状腺疾病千家妙方．北京：人民军医出版社，2012：13

🪷 昆布海藻煲黄豆

昆布　海藻各 30g　黄豆 50g

【用法】昆布、海藻用水洗净，黄豆稍用水浸泡，然后一起入锅内，加清水煨汤，豆熟软后加食盐或白糖适量调味。

【功效】清热消痰，散结消瘿。

【适应证】**单纯性甲状腺肿**（痰热阻滞）。症见：颈部弥漫性肿大，口苦咽干，心烦失眠等。

【来源】刘国政，王惟恒．甲状腺疾病千家妙方．北京：人民军医出版社，2012：13

🪷 昆布丸

昆布 30g　海藻 30g　小麦 30g

【用法】昆布、海藻洗净，小麦加适量好醋煮干，一起研为细末，炼蜜成丸，如杏核大小。每次服1丸，饭后嚼化。

【功效】化痰软坚。

【适应证】单纯性甲状腺肿大。

【来源】刘国政，王惟恒．甲状腺疾病千家妙方．北京：人民军医出版社，2012：13

蚝豉海带汤

蚝豉100g　海带60g

【用法】蚝豉、海带用清水浸软洗净，将海带切细丝，蚝豉沸水烫后捞出，加鲜姜丝、酱油、精盐、料酒各少许，水煎煮熟服，每日1～2次。

【适应证】单纯性甲状腺肿。

【来源】刘国政，王惟恒．甲状腺疾病千家妙方．北京：人民军医出版社，2012：14

海带瘦肉汤

海带50g　猪瘦肉60g

【用法】水煎煮熟，调味服食。

【适应证】单纯性甲状腺肿。

【来源】刘国政，王惟恒．甲状腺疾病千家妙方．北京：人民军医出版社，2012

紫菜萝卜汤

紫菜15g　白萝卜300g　陈皮6g

【用法】水煎煮熟，调味服食。每日2次。

【适应证】单纯性甲状腺肿。

【来源】刘国政，王惟恒．甲状腺疾病千家妙方．北京：人民军医出版社，2012：14

紫淡双菜汤

紫菜15g　淡菜100g　猪瘦肉60g

【用法】水煎煮熟，调味服食。

【适应证】单纯性甲状腺肿。

【来源】刘国政，王惟恒．甲状腺疾病千家妙方．北京：人民军医出版社，2012：14

黄豆二海汤

黄豆 150~200g　海藻 30g　海带各 30g

【用法】同煮汤，用食盐或白糖调味食用。

【功效】有清热、降压、散结、软坚作用。

【适应证】**单纯性甲状腺肿**。体弱、胃寒怕冷及大便溏稀者忌食。

【来源】刘国政，王惟恒．甲状腺疾病千家妙方．北京：人民军医出版社，2012：15

紫菜猪肉汤

猪瘦肉 100g　紫菜 25g

【用法】共煮汤，加适量食盐、味精调味食用。

【功效】有清热、化痰、软坚作用。

【适应证】**甲状腺肿大**。

【来源】刘国政，王惟恒．甲状腺疾病千家妙方．北京：人民军医出版社，2012：15

千金疗瘿方

海藻 50g　小麦面 50g

【用法】上 2 味；以陈醋 200ml 和面，曝令其干，复渍，令醋尽，做散。每次黄酒送服 3g，每日 3 次。忌怒。

【适应证】**单纯性甲状腺肿**。

【来源】刘国政，王惟恒．甲状腺疾病千家妙方．北京：人民军医出版社，2012：16

疗气瘿方

羊靥 100 枚　大枣 20 枚（去核）

【用法】羊靥温热水浸去油脂，炙干研末，大枣去核，研为细末。共和做蜜丸，如绿豆大。每次 3g，每日 3 次。

【适应证】**单纯性甲状腺肿**。

【来源】刘国政，王惟恒．甲状腺疾病千家妙方．北京：人民军医出版社，2012：16

第二节 地方性甲状腺肿

气瘿Ⅰ、Ⅱ、Ⅲ方

气瘿Ⅰ方：海藻15g 紫石英20g 黄药子15g 柴胡10g 昆布15g 合欢20g 夜交藤20g 香附15g 枳壳15g

气瘿Ⅱ方：海藻15g 紫石英20g 黄药子10g 昆布15g 半夏10g 百合30g 姜黄15g 贝母15g

气瘿Ⅲ方：海藻15g 紫石英20g 黄药子10g 昆布15g 桃仁15g 红花10g

【用法】水煎服，每天2次，每日1剂。

【功效】气瘿Ⅰ方：疏肝解郁，软坚散结。

气瘿Ⅱ方：清热化痰，软坚散结。

气瘿Ⅲ方：理气化瘀，软坚散结。

【适应证】**气瘿Ⅰ方适用于治疗地方性甲状腺肿（肝气郁滞型）**。症见：颈部呈弥漫性肿大，边缘不清，皮色如常，无疼痛，按之皮宽而软，或颈部肿胀不舒，或有疼痛、压痛、压迫感及放射性痛，或胸胁胀闷，或无任何不适，病情随情志波动而改变，舌苔薄白或白腻，脉弦。

气瘿Ⅱ方适用于治疗地方性甲状腺肿（痰火凝聚型）。症见：颈部呈弥漫性肿大，边缘不清，皮色如常，无疼痛，按之皮宽而软，腺体随吞咽动作而上下移动，部分伴有压气感及吞咽不适感，舌质红，苔薄白，脉弦滑。

气瘿Ⅲ方适用于治疗地方性甲状腺肿（气滞血瘀型）。症见：颈部呈弥漫性肿大，边缘不清，皮色如常，无疼痛，按之皮宽而软，或有压迫感，或伴有局部压痛，或肿痛不适，或胸闷不适，舌质紫黯有瘀点，舌苔白腻，脉弦滑。

【疗效】以本法治疗地方性甲状腺肿100例，其中肝气郁滞型41例，痰火凝聚型36例，气滞血瘀型23例，结果痊愈28例（自觉症状消失，甲状腺看不见），好转66例（临床症状减轻，甲状腺肿直径缩小2cm以上者），无效6例（治疗前后自觉症状无明显改善，甲状腺肿无明显缩小），总有效率为94.0%。

【来源】黄凤霞，郑万平，王文举．地方性甲状腺肿的中医辨证治疗．中国地方病防治杂志，1993，8（5）：312

千金内托散

党参20g　黄芪10g　当归10g　厚朴10g　川芎10g　桔梗10g
防风10g　白芷10g　甘草10g

【用法】水煎服，每天2次，每日1剂。如煎药不便，可将上述方剂制成丸药，每丸重9～10g，每次服2丸，一天2次。

【功效】益气活血，调和营卫，发散风邪。

【适应证】**地方性甲状腺肿**（**痰凝血瘀型**）。症见：颈前肿大，可扪及肿块，按之较韧或较硬，活动度大，局部肿胀，或有压迫感，或伴有局部压痛，或肿痛不适，或胸闷不适，全身乏力，部分患者伴有喉部有异物感，颈部发紧、怕热、多汗、易怒、烦躁等症状。舌质紫黯有瘀点，舌苔白腻，脉弦滑。

【临证加减】血清T3、T4低者，将黄芪、党参量加倍；喉部有异物感、颈部发紧者，将当归、桔梗、防风增量至15～20g。

【疗效】以本法治疗地方性甲状腺肿37例，结果疗效明显33例（颈前肿物消失或缩小，临床症状消失或减轻，血清T3、T4水平较治疗前有明显增高），无效4例（颈前肿物无明显变化，临床症状未见减轻，血清T3、T4水平较治疗前增高不显著）。

【来源】方明．用千金内托散治疗地方性甲状腺肿临床观察报告．中医杂志，1984，（3）：25－26

四海舒郁汤加减

柴胡9g　青木香6g　陈皮9g　制香附10g　黄药子12g　枳壳9g
清半夏3g　厚朴10g　海藻12g　昆布12g　海螵蛸15g　海蛤壳15g

【用法】水煎服，每天2次，每日1剂。

【功效】疏肝理气，化痰软坚。

【适应证】**地方性甲状腺肿**（**气郁痰结型**）。症见：颈前肿大，肿块质软不痛，可移动，肿块随吞咽可上下移动，胁胀，乏力，头痛，喉部有异物感。女性患者多伴有月经失调，颈部发紧，多汗、易怒、烦躁等症状。舌质红，舌苔白腻，脉弦数。

【临证加减】触有硬结块者，加莪术、三棱、丹参活血化瘀。

【疗效】以本法治疗地方性甲状腺肿 37 例，结果治愈 14 例（局部肿块及全身症状消失），好转 18 例（局部肿块缩小，全身症状减轻），未愈 5 例（局部肿块无缩小，全身症状无改善），总有效率为 86.4%。

【来源】陈兴安. 四海舒郁汤加减治疗地方性甲状腺肿 37 例疗效观察. 青海医药杂志，1999，29（11）：31

甲瘤丸

夏枯草 30g　全当归 30g　珍珠母 30g　生牡蛎 30g　昆布 15g　丹参 15g

【用法】将诸药研成细末，加蜜制丸，每丸 9g，每次服 1 丸，每日 2 次。3 个月为 1 个疗程。

【功效】活血化瘀，软坚散结。

【适应证】地方性甲状腺肿（痰凝血瘀型）。症见：颈前肿大，可扪及肿块，按之较韧或较硬，活动度大，局部肿胀，或有压迫感，或伴有局部压痛，或肿痛不适，或胸闷不适，舌质紫黯有瘀点，舌苔白腻，脉弦滑。

【疗效】以本法治疗地方性甲状腺肿 46 例，结果痊愈（甲状腺内结节之自觉症状消失）6 例，显效（结节缩小，自觉症状消失）28 例，好转（结节形状同前但变软，自觉症状减轻）9 例，无效（结节及自觉症状如前）3 例。

【来源】刘国政，王惟恒. 甲状腺疾病千家妙方. 北京：人民军医出版社，2012：6

治瘿汤

海藻 15g　昆布 15g　浙贝母 10g　青皮 10g　海浮石 10g　半夏 10g　生牡蛎 30g　海蛤粉 15g（包）　香附 10g　柴胡 10g　枳壳 10g　黄药子 15g

【用法】水煎服，每天 2 次，每日 1 剂。10 天为 1 个疗程，一般 3~4 个疗程，最长 5 个疗程。同时外用仙人掌捣成泥浆调米醋外涂甲状腺肿区，每日 2 次，7 天为 1 个疗程。一般 2~3 个疗程或隔日 1 次。口服碘化油胶丸（武汉市第四制药厂生产，每粒含碘 0.1g），治疗剂量每年服 1 次，成年患者服 0.5g，7~14 岁儿童服 0.2g~0.4g。

【功效】理气化痰，活血化瘀，软坚散结。

【适应证】**地方性甲状腺肿（气郁痰结型）**。症见：颈前肿大，可扪及肿块，按之较韧或较硬，活动度大，局部肿胀，或有压迫感，或伴有局部压痛，或肿痛不适。舌偏红苔薄白，脉弦滑。

【疗效】以本法治疗地方性甲状腺肿 117 例，结果有 115 例获得痊愈或有效，无效 2 例，总有效率为 98.2%。

【来源】夏治泰，夏振华. 中西医结合治疗地方性甲状腺肿 117 例临床报告. 中国地方病学杂志，2000，19（4）

🌸 耳针配合碘盐

耳穴：颈　内分泌　皮质下　脾　胃　肝　肾

【用法】在食用加碘盐的基础上，进行耳针治疗。针刺操作：用耳穴探测仪（G-6805）在所选定的耳穴范围内选取敏感点并定为针刺点。针刺前将针具和医生手指严格消毒，耳穴皮肤先用 2.5% 碘酊消毒，再用 75% 乙醇脱碘；用直径 0.34mm、长 13mm 的毫针对准耳穴刺入，刺入 6～9mm，以毫针能稳定而不摇摆为宜。轻轻捻转，促其得气，得气后留针 30 分钟。每日 1 次，两耳交替进行。7 天为 1 个疗程，休息 3 天，共治疗 3 个疗程。

【功效】行气化痰，活血化瘀，消瘿散结，健运脾胃，培补肝肾。

【适应证】**地方性甲状腺肿**。症见：甲状腺呈弥漫型或结节型肿大。

【疗效】以本法治疗地方性甲状腺肿 42 例，结果治愈 10 例（各度甲状腺肿大经治疗后达到"增大"或"正常"水平），有效 28 例（经过治疗后，原"增大"者恢复到正常，以及原Ⅰ～Ⅳ度患者恢复到"增大"或"正常"水平），无效 4 例（甲状腺"增大"者和原甲状腺肿大者经过治疗后，仍保持原有水平），总有效率为 90.48%。

【来源】姚小红，刘智艳，杜亦旭. 耳针配合加碘盐治疗地方性甲状腺肿疗效分析. 新疆医科大学学报，2005，28（2）：173－174

🌸 海藻汤加减配合针灸

①中药以"海藻汤"加减：海藻 20g　昆布 15g　夏枯草 12g　当归 9g　熟地 9g　赤芍 10g　川芎 9g　元胡 6g　甘草 3g

②取穴：合谷　人迎　三阴交　昆仑

【用法】①水煎服，每天 2 次，每日 1 剂。②双侧取穴，每日 1 次，每次 30 分钟，间隔 5 分钟行针 1 次。7 天为 1 个疗程，疗程间休息 3 天。

【功效】中药化痰软坚散结，活血化瘀理气。针刺疏通经络，调和阴阳气血。

【适应证】**地方性甲状腺肿**。症见：颈前肿大，可扪及肿块，按之较韧或较硬，活动度大，局部肿胀，或有压迫感，或伴有局部压痛，或肿痛不适，或胸闷不适。

【疗效】以本法治疗地方性甲状腺肿 35 例，结果痊愈 20 例（症状全部消失，甲状腺功能正常，甲状腺扫描无异常），显效 8 例（症状基本消失，甲状腺扫描无异常，血清 T3 偏高或 T4 偏低），有效 5 例（症状稍有改善，T3 偏高或 T4 偏低，甲状腺扫描仍有部分弥漫性甲状腺肿），无效 2 例（治疗后症状无改变，甲状腺扫描无变化），总有效率为 94.3%。

【来源】曹仰华，崔联民. 中药配合针灸治疗地方性甲状腺肿 35 例. 菏泽医专学报，2003，15（3）：61

第三节　结节性甲状腺肿

夏枯散结汤

夏枯草 30g　焦栀子 12g　玄参 20g　浙贝母 10g　生牡蛎 15g　当归 20g　丹参 20g　川芎 10g　半夏 10g　陈皮 10g

【用法】水煎服，每天 2 次，每日 1 剂。20 天为 1 个疗程。

【功效】行气化痰，消瘿散瘀。

【适应证】**结节性甲状腺肿（痰凝血瘀型）**。症见：颈前肿大，可扪及肿块，按之较韧或较硬，活动度大，局部肿胀，或有压迫感，或伴有局部压痛，或肿痛不适，或胸闷不适，舌质紫黯有瘀点，舌苔白腻，脉弦滑。

【临证加减】烦躁易怒者，加柴胡 12g、炒白芍 15g；心烦失眠者，加百合 12g、焦枣仁 15g；胸闷纳差者，加三棱 10g、莪术 10g；触诊质硬者，加川楝子 6g、元胡 9g。

【疗效】以本法治疗结节性甲状腺肿 46 例，治疗 3～6 个疗程。结果治愈

8 例（触诊甲状腺不大，彩超检查示：甲状腺形态正常，结节消失），显效 12 例（触诊甲状腺肿大减少Ⅰ度以上，超声检查示：结节数减少 50% 以上），有效 17 例（触诊甲状腺肿大较治疗前减小不足Ⅰ度，超声检查示：结节数减少 30% 以上），无效 9 例（触诊甲状腺肿大与治疗前无明显变化，超声检查示：结节数减少小于 30% 以上），总有效率为 80.43%。

【来源】周吉珍. 自拟夏枯散结汤治疗结节性甲状腺肿疗效观察. 医学信息，2010，(12)：3852

❀ 消瘿汤

海藻 30g　昆布 30g　黄药子 10g　海马 10g　生牡蛎 30g　夏枯草 15g　川芎 10g　制半夏 12g　莪术 10g　柴胡 12g　制香附 10g

【用法】水煎，分早晚 2 次分服，每日 1 剂。3 个月为 1 个疗程。

【功效】理气化痰，软坚散结。

【适应证】**结节性甲状腺肿**（气郁痰阻型）。症见：颈前肿大，可扪及结节或肿块，质地柔软，按之活动，或颈部肿胀不舒，或有疼痛、压痛、压迫感及放射性痛，或胸胁胀闷，或无任何不适，病情随情志波动而改变，舌苔薄白或白腻，脉弦滑。

【临证加减】烦躁易怒者，加柴胡 12g、炒白芍 15g；心烦失眠者，加百合 12g、焦枣仁 15g；胸闷纳差者，加三棱 10g、莪术 10g；触诊质硬者，加川楝子 6g、元胡 9g。

【疗效】以本法治疗结节性甲状腺肿 36 例，结果治愈 11 例（结节消失，无症状，随访 1 年未见复发者），有效 15 例（结节缩小 >1/2，无症状，随访 1 年结节未见增大者），无效 10 例（结节缩小 <1/2，或者结节缩小 >1/2，1 年内又增大者），治愈率 30.6%，总有效率为 72.2%。

【来源】卢永洪. 中药消瘿汤治疗结节性甲状腺肿 36 例临床分析. 中药材，2008，31（8）：1296－1297

❀ 内消连翘丸

生黄芪 15g　连翘 30g　夏枯草 15g　射干 15g　天花粉 15g　漏芦 10g　泽兰 15g　沙参 15g　桃仁 9g

【用法】按比例制成水丸，由北京中医院监制，6g/袋，批号：(98) 原卫药制加字（056）第 F－945 号。每次 6g，每日 2 次。以 8 周为 1 个疗程。

【功效】行气化痰，消瘿散瘀。

【适应证】**结节性甲状腺肿（气郁痰阻型）**。症见：颈前肿大，可扪及结节或肿块，质地柔软，按之活动，或颈部肿胀不舒，或有疼痛、压痛、压迫感及放射性痛，或胸胁胀闷，或无任何不适，病情随情志波动而改变，舌苔薄白或白腻，脉弦滑。

【疗效】以本法治疗结节性甲状腺肿 37 例，结果临床痊愈 3 例（肿物不能触及，B 超最大肿物直径 <0.3cm，临床症状完全消失），显效 13 例（B 超最大肿物直径缩小≥60%；临床症状明显好转），有效 15 例（B 超最大肿物直径缩小≥30%；临床症状有所好转），无效 6 例（B 超最大肿物直径无明显缩小，临床症状有所好转），有效率为 83.8%。

【来源】张洪海，吕培文，丁毅．内消连翘丸治疗结节性甲状腺肿的临床观察．北京中医，2006，25（8）：453－455

瘿瘤散结汤

香附 10g　郁金 10g　青皮 10g　三棱 10g　莪术 10g　山慈菇 15g　白芥子 10g　全瓜蒌 15g　海蛤壳 30g　八月札 20g　白花蛇舌草 20g

【用法】水煎服，每天 2 次，每日 1 剂。连服 3 个月为 1 个疗程。

【功效】行气化痰，消瘿散瘀。

【适应证】**结节性甲状腺肿（痰凝血瘀型）**。症见：颈前肿大，可扪及肿块，按之较韧或较硬，活动度大，局部肿胀，或有压迫感，或伴有局部压痛，或肿痛不适，或胸闷不适，舌质紫黯有瘀点，舌苔白腻，脉弦滑。

【疗效】以本法治疗结节性甲状腺肿 100 例，治疗 2 个疗程。结果治愈 50 例，有效 42 例，总有效率为 92.3%。

【来源】刘国政，王惟恒．甲状腺疾病千家妙方．北京：人民军医出版社，2012：11

疏肝消瘿饮

柴胡 14g　制香附 14g　陈皮 14g　枳实 15g　煅牡蛎 15g　枳壳 15g　白芍 10g　川芎 10g　三棱 10g　莪术 10g　青皮 10g　夏枯草 10g　浙贝母 10g　炙甘草 6g

【用法】水煎服，每天 2 次，每日 1 剂，早晚餐后服用。每周服药 6 天，连用 12 周。

【功效】疏肝理气，化痰祛瘀，消瘿散结。

【适应证】**结节性甲状腺肿（气郁痰结型）**。症见：甲状腺肿大并有结节，腺体表面较平坦，质软不痛，皮色如常，腺体随吞咽动作而上下移动，部分伴有压气感及吞咽不适感，舌质红，苔薄白，脉弦滑。

【疗效】以本法治疗结节性甲状腺肿 37 例，结果痊愈 4 例（甲状腺不可扪及，B 超测量最大肿物直径 < 0.3cm，临床症状、体征消失或基本消失），显效 20 例（B 超测量甲状腺直径减少 4cm 以上，最大肿物直径缩小 60% 以上，包括 60%，临床症状、体征明显改善），有效 11 例（B 超测量甲状腺直径减少 2～4cm，最大肿物直径缩小 30% 以上，包括 30%，临床症状、体征均有好转），无效 2 例（B 超测量甲状腺直径减少 2cm 以下，最大肿物直径无明显缩小，临床症状、体征均无改善），总有效率为 94.6%。

【来源】田萌，米烈汉. 疏肝消瘿饮治疗结节性甲状腺肿 37 例. 陕西中医，2013，34（1）：38

🪷 扶正疏肝汤

黄芪 30g　白术 10g　夏枯草 30g　香附 10g　连翘 10g

【用法】水煎服，每天 2 次，每日 1 剂。连续服用 3 个月。

【功效】扶正疏肝。

【适应证】**甲状腺结节（肝郁气滞证）**。症见：颈前发现或可触及肿块，并可随吞咽上下移动，可有颈部不适感、咽部异物感、呼吸不畅甚至呼吸困难，肿块质软不痛。伴胸闷心悸，烦躁易怒，情绪抑郁，倦怠乏力，失眠多汗。舌质红，苔薄白，脉弦。

【疗效】治疗 50 例本病患者，临床痊愈（中医临床症状、体征消失或基本消失，证候积分减少 ≥90%）2 例；显效（中医临床症状、体征明显改善，证候积分减少 ≥70% 但 <90%）10 例；有效（中医临床症状、体征均有好转，证候积分减少 ≥30% 但 <70%）32 例；无效（中医临床症状、体征无明显改善，甚或加重，证候积分减少 <30%）6 例。总有效率为 88%。

【来源】邢丽婧，曾洁，郑敏. 扶正疏肝法治疗甲状腺结节 50 例临床观察. 中医杂志，2013，54（5）：398－400，414

第四节　毒性弥漫性甲状腺肿

🌸 天王补心丹加减

生地30g　玄参10g　天冬10g　麦冬10g　柏子仁20g　酸枣仁20g　丹参20g　当归10g　党参20g　茯苓15g　远志10g　五味子10g　桔梗10g

【用法】水煎服，每天2次，每日1剂。连服12周。

【功效】理气化痰，消瘿散结。

【适应证】**弥漫性毒性甲状腺肿（心肝阴虚型）**。症见：颈前喉结两旁结块或大或小，质软，起病较缓，心悸不宁，心烦少寐，易出汗，手指颤动，眼干，目眩，倦怠乏力，舌质红，苔少或无苔，舌体颤动，脉弦细数。

【临证加减】如眼突明显者，加钩藤、天麻；大便次数增多明显者，加山药、白术、白蔻仁；妇女月经量少，加桃仁、红花；乏力明显者，加黄芪、枸杞、杜仲；汗出明显者，加糯稻根、浮小麦；易饥者加黄连。

【疗效】以本法治疗弥漫性毒性甲状腺肿30例，结果临床控制16例（症状消失，体重恢复到发病前状态，脉率正常，心率整齐，甲状腺区震颤及血管杂音消失，甲状腺减轻Ⅰ度以上，突眼症下降Ⅰ级以上，相关的理化检查恢复正常），显效9例（主要症状消失，体重接近发病前状态，脉率正常，心律改善，甲状腺区震颤及血管杂音消失，甲状腺减轻Ⅰ度，突眼症下降Ⅰ级，相关的理化检查基本正常），有效3例（症状好转，体重增加，脉率减慢，甲状腺区震颤及血管杂音消失，相关的理化检查指标有所改善），无效2例（症状、体征、相关的理化检查均无改善），总有效率为93.33%。

【来源】缪晓明．天王补心丹加减治疗弥漫性毒性甲状腺肿（心肝阴虚证）的临床观察．2012．湖北中医药大学2012届硕士研究生学位论文

🌸 泻火养阴散

龙胆草9g　栀子9g　青黛9g　佛手10g　青皮10g　生地15g　玄

参 15g　沙参 15g　白芍 9g　太子参 18g　泽泻 10g　淡竹叶 10g　黄药子 9g

【用法】将药物研末，每次 10g，每日 2 次沸水冲服。疗程为 3 个月。

【功效】清肝泻火，养阴益气。

【适应证】**初发毒性弥漫性甲状腺肿（肝火上扰型）**。症见：甲状腺肿大，恶热，食欲亢进，心悸，心率增快，体重下降，多汗，心烦，疲乏，手颤，血管杂音，突眼症，舌质红，苔薄黄或少苔，脉弦细数。

【疗效】以本法治疗初发毒性弥漫性甲状腺肿 30 例，结果临床控制 15 例（TT3、TT4 恢复至正常水平，甲状腺肿大和（或）突眼症减轻），显效 9 例（TT3、TT4 水平基本正常，甲状腺肿大和（或）突眼症减轻），有效 6 例（TT3、TT4 水平基本正常），无效 0 例（未达到有效标准）。

【来源】李雪梅，曹永芬，郭茜，等．中药泻火养阴散治疗初发毒性弥漫性甲状腺肿 30 例临床观察．中国中西医结合杂志，2003，23（11）：829－831

🪷 瘿消汤

珍珠母 50g　夜交藤 30g　知母 15g　黄柏 15g　远志 10g　酸枣仁 15g　生地 15g　丹参 15g　女贞子 15g　枸杞子 15g　栀子 10g　夏枯草 10g

【用法】水煎服，每天 3 次，每日 1 剂。同时服用甲巯咪唑，每日 3 次，每次 10mg 开始，待甲状腺功能正常后渐减量至最小维持量。中药疗程 2 个月。

【功效】益气养阴，化痰散结。

【适应证】**弥漫性毒性甲状腺肿（气阴两虚型）**。症见：颈前肿大，多汗，心悸，眼突，肢体颤抖，易饥消瘦，急躁易怒。舌质红，苔红或少苔，脉细。

【疗效】以本法治疗弥漫性毒性甲状腺肿 60 例，结果痊愈 25 例（临床症状消失，体征及实验室检查指标恢复正常，随访 1 年，未出现复发），显效 31 例（临床症状消失，体征减轻，FT3、FT4、TSH 恢复正常，TGAb、TMAb 变化不明显），无效 4 例（临床症状、体征及实验室检查各项指标均无明显好转），总有效率为 92%。

【来源】毛建平．中西医结合治疗弥漫性毒性甲状腺肿的临床诊治体会．中国民族民间医药，2009，（22）：91

甲肿一号方外敷配合中药内服

苏子 6g　厚朴 6g　香附 10g　郁金 10g　生牡蛎 15g　鳖甲 10g
麝香 0.1g

【用法】①将上述各种药物粉碎成细粉备用，将薄荷脑（0.1g）、冰片（0.3g）研细，与上述细粉混匀。将香油、蜂蜡炼至 200℃，放凉后加入上述细粉及青黛（3g）混匀即得。②含膏量为大于 5.0g/100cm²。③规格：7cm×5cm；7cm×10cm；10cm×20cm；10cm×30cm。④用法：外用，外敷于甲状腺（人迎、水突穴）部位。每日 1 次贴敷，1 周为 1 个疗程，可连用 4 个疗程。疗程 1~3 个月。

【功效】活血化瘀，软坚散结。

【适应证】毒性弥漫性甲状腺肿（气郁痰结型）。

【疗效】经中药方剂（瘿肿宁，组成：苏子 6g、柴胡 10g、夏枯草 15g、郁金 10g、生牡蛎 30g、法半夏 10g、陈皮 6g、浙贝母 10g、制鳖甲 15g、莪术 15g，均购自辽宁中医药大学附属医院门诊部。每日 1 剂，水煎分 3 次温服）内服外敷结合疗法治疗毒性弥漫性甲状腺肿 40 例，结果显效 20 例（患者临床症状消失，甲状腺功能恢复正常），有效 18 例（临床症状减轻，甲状腺功能较疗前有所恢复但未达到正常标准），无效 2 例（经治疗 3 个月症状及甲状腺功能检查无改善），总有效率为 95%。

【来源】崔鹏，高天舒，梅兰，等. 甲肿一号方外敷配合中药内服治疗毒性弥漫性甲状腺肿（Graves 病）80 例. 辽宁中医杂志，2012，39（6）：1067

毒甲消Ⅰ、Ⅱ、Ⅲ方

毒甲消Ⅰ方：生地 30g　沙参 15g　枸杞子 15g　麦冬 30g　当归 15g　生龙骨 10g（先煎）　生牡蛎 10g（先煎）　昆布 15g　柴胡 10g　郁金 15g　川楝子 6g

毒甲消Ⅱ方：生黄芪 30g　龙眼肉 20g　酸枣仁 20g　茯神 15g　当归 15g　生龙骨 10g（先煎）　柏子仁 20g　远志 10g　党参 10g　白术 10g　昆布 15g　木香 10g　生姜 6g　炙甘草 10g　大枣 3 枚

毒甲消Ⅲ方：毒甲消Ⅰ方合毒甲消Ⅱ方加味，随症加减同前。

【用法】水煎服，每天 2 次，每日 1 剂。30 天为 1 个疗程，必要时延长疗程。

【功效】毒甲消Ⅰ方：滋阴疏肝，平肝潜阳，养心安神定悸，解郁消瘿。

毒甲消Ⅱ方：健脾益气，补血养心，安神定悸，软坚消瘿。

毒甲消Ⅲ方：滋阴疏肝，健脾益气，安神定悸，消瘿散结。

【适应证】**毒甲消Ⅰ方适用于治疗毒性弥漫性甲状腺肿（肝肾阴虚型）**。症见：精神抑郁，倦怠乏力，心烦少寐，手指震颤，五心烦热；女性常有月经减少或闭经，男性或有阳痿；咽干口燥，或见烦躁易怒、怕热、多汗、多食易饥、消瘦、舌红少津、脉细数或虚弦数。

毒甲消Ⅱ方适用于治疗毒性弥漫性甲状腺肿（心脾两虚型）。症见：失眠、多梦、健忘、体倦食少、心神不宁、心悸怔忡、动则汗出；女性常有月经延迟、量少、色暗夹血块，或闭经、经行不利；消瘦乏力，腹胀便溏，或见便秘，舌淡，苔薄白，脉细弱或细涩。

毒甲消Ⅲ方适用于治疗毒性弥漫性甲状腺肿（混合型）。症见：兼见以上两型之症状。

【临证加减】烦躁不眠、寐差者加夜交藤、合欢皮；女性月经减少或闭经者加川芎、桃仁、红花。痰湿热盛者，加茯苓、薏苡仁、陈皮、白术；气虚血瘀者，加桃红四物汤（桃仁、红花、川芎、白芍、熟地）。

【疗效】以毒甲消Ⅰ方治疗毒性弥漫性甲状腺肿76例，结果临床治愈71例（甲亢的高代谢症候群等症和眼征消失；甲状腺大小恢复正常、无震颤及血管杂音；甲状腺功能检查恢复正常，且停药后随访1年无复发），好转4例（治疗后，甲亢的高代谢症候群等症状基本消失或明显改善，但仍有突眼或轻度甲状腺肿大；甲状腺功能检查基本正常，但在1年内有复发或需同时辅助其他方法治疗者），无效1例（未达到好转标准或未坚持用药中断治疗者），复发2例，总有效率为98.68%。

以毒甲消Ⅱ方治疗毒性弥漫性甲状腺肿87例，结果临床治愈81例（甲亢的高代谢症候群等症和眼征消失；甲状腺大小恢复正常、无震颤及血管杂音；甲状腺功能检查恢复正常，且停药后随访1年无复发），好转4例（治疗后，甲亢的高代谢症候群等症状基本消失或明显改善，但仍有突眼或轻度甲状腺肿大；甲状腺功能检查基本正常，但在1年内有复发或需同时辅助其他方法治疗者），无效2例（未达到好转标准或未坚持用药中断治疗者），复发3例，总有效率为97.70%。

以毒甲消Ⅲ方治疗毒性弥漫性甲状腺肿165例，结果临床治愈152例（甲亢的高代谢症候群等症和眼征消失；甲状腺大小恢复正常、无震颤及血管杂音；甲状腺功能检查恢复正常，且停药后随访 1 年无复发），好转 8 例（治疗后，甲亢的高代谢症候群等症状基本消失或明显改善，但仍有突眼或轻度甲状腺肿大；甲状腺功能检查基本正常，但在 1 年内有复发或需同时辅助其他方法治疗者），无效 5 例（未达到好转标准或未坚持用药中断治疗者），复发 3 例，总有效率为 96.97%。

【来源】李树钢，杜建平，吴金香．中医辨证分型治疗轻 – 中度毒性弥漫性甲状腺肿 328 例．中国实用乡村医生杂志，2009，16（9）：27 – 28

❁ 化瘿Ⅰ、Ⅱ方

化瘿Ⅰ方：牡丹皮 12g　栀子 12g　柴胡 12g　白术 12g　白芍 12g　茯神 9g　当归 6g　生石膏 15g　生地黄 12g　麦冬 12g　五味子 3g　酸枣仁 12g　知母 9g　牛膝 9g　炙甘草 6g

化瘿Ⅱ方：吉林参 12g　玄参 12g　沙参 12g　丹参 12g　麦冬 12g　天冬 12g　生地黄 12g　枸杞 9g　当归 6g　五味子 4g　远志 9g　酸枣仁 12g　柏子仁 9g　茯神 12g　炙甘草 6g

【用法】水煎服，每天 2 次，每日 1 剂。同时服用西药抗甲状腺制剂，选用丙基硫氧嘧啶 100mg，每日 3 次，或甲巯咪唑 10mg，每日 3 次。

【功效】化瘿Ⅰ方：疏肝清胃，滋阴泻火。

化瘿Ⅱ方：养心补肝，滋阴益气。

【适应证】化瘿Ⅰ方适用于治疗毒性弥漫性甲状腺肿（肝胃火旺型）。症见：颈部肿大，病史较短，有心烦易怒、活动后便感心悸气促、易疲劳、怕热多汗、多食消瘦、口苦口干、手抖，可有突眼，舌红苔黄或薄黄，脉弦数。

化瘿Ⅱ号方适用于治疗毒性弥漫性甲状腺肿（心肝亏虚型）。症见：颈部肿大，病史较长，有心悸、稍动则胸闷气促、神疲乏力、心烦不安、手抖、多汗消瘦，或有多食，多有突眼，舌红苔薄或少苔，脉弦细数。

【疗效】以本法治疗毒性弥漫性甲状腺肿 35 例，结果有效 18 例（心悸心慌、胸闷气促、疲乏无力、多汗口干、烦躁易怒症状基本消失，心电图提示"窦性心动过速"转正常心率（律）或"快速型心房纤颤"心率下降低于 100 次/分，好转 13 例（心悸心慌、胸闷气促、疲乏无力、多汗口干、烦躁易怒等症状减轻），无效 4 例（心悸心慌、胸闷气促、疲乏无力、多汗口干、烦躁易怒等症状无明显改善），总有效率为 88.57%。

【来源】洪咏钟．中西医结合治疗毒性弥漫性甲状腺肿 35 例临床分析．光明中医，2011，26（8）：1660 – 1661

消瘿 I、II 号方

消瘿 I 方：珍珠母 50g　夜交藤 30g　知母 15g　黄柏 15g　远志 10g　酸枣仁 15g　生地黄 15g　丹参 15g　女贞子 15g　枸杞 15g　栀子 10g　夏枯草 10g

消瘿 II 方：黄芪 25g　黄精 15g　柏子仁 15g　麦冬 10g　远志 10g　生地 10g　党参 15g　白术 25g　酸枣仁 15g　龙眼肉 25g

【用法】水煎服，每天 3 次，每日 1 剂。同时服甲巯咪唑，自每日 3 次，每次 10mg 开始，待甲状腺功能正常后渐减量至最小维持量。中药疗程 2 个月，总疗程约 1.5~2 年。

【功效】消瘿 I 方：滋阴泻火，软坚散结。

消瘿 II 方：滋阴益气，散结消瘿。

【适应证】消瘿 I 方适用于治疗毒性弥漫性甲状腺肿（阴虚火旺型）。症见：颈部肿大，心烦少寐，手指震颤，五心烦热，易疲劳、怕热多汗、多食消瘦、口苦口干、手抖，可有突眼，舌红苔黄或薄黄，脉弦数。

消瘿 II 方适用于治疗毒性弥漫性甲状腺肿（气阴两虚型）。症见：颈部肿大，失眠多梦，心神不宁，心悸怔忡，动则汗出，消瘦乏力，腹胀便溏，舌淡，苔薄白，脉细弱或细涩。

【疗效】以本法治疗毒性弥漫性甲状腺肿 43 例，经治疗 2 个月，结果显效 22 例（自觉症状消失，FT3、FT4、TSH 恢复正常），有效 19 例（自觉症状减轻，FT3、FT4、TSH 较疗前下降但未达到正常），无效 2 例（经治疗 2 个月，症状及甲状腺功能检查无改善），总有效率为 95.3%。

【来源】郑曙琴. 中西医结合治疗毒性弥漫性甲状腺肿疗效观察. 辽宁中医杂志，2005，32（5）：449

王氏针刺方

取穴：风池　阳白　攒竹　丝竹空　足三里　三阴交　关元　内关　神门

【用法】风池用 1.5 寸毫针刺向对侧瞳孔方向，针感可循足少阳经至眼外侧，力求针感"气至病所"，徐入徐出；阳白刺向鱼腰；攒竹沿皮透刺向丝竹空；足三里、三阴交、关元用提插补泻（重插轻提为补，轻插重提为泻）；内关、神门用捻转补泻（角度＜90°，频率慢为补；角度＞90°，频率快为泻）。每天治疗 1 次，留针 30 分钟，10 天为 1 个疗程，每个疗程之间休息 2 天。

【功效】祛邪扶正，疏经通络，调理气血，消瘿散结。

【适应证】**突眼性甲状腺肿，又称为弥漫性毒性甲状腺肿**。症见：甲状腺肿大，恶热，食欲亢进，心悸，心率增快，体重下降，多汗，心烦，疲乏，手颤，血管杂音，突眼症。

【疗效】以本法治疗突眼性甲状腺肿 46 例，结果一般针刺 3～5 次后，部分症状如多泪、畏光等即可明显改善，44 眼针刺 6 个疗程后眼征和症状消失者 10 眼（上眼睑痉挛、眼睑闭合不全、眼外肌麻痹、多泪、畏光、结膜充血、眼睑肿胀），改善者 28 眼（上眼睑痉挛、眼睑闭合不全、多泪、畏光、结膜充血等主要眼征和症状基本控制），无效者 6 眼（上述主要眼征和症状略有变化）。

【来源】王晓燕．针刺治疗突眼性甲状腺肿临床疗效观察．中国针灸，2002，22（1）：13－16

🪷 挑治方

取穴：甲状腺高点

【用法】令患者取仰卧位，局部常规消毒，左手固定挑刺点，右手持针，横刺入穴点的皮肤，纵行挑破皮肤下 0.2～0.3cm 深的白色纤维，每次挑断 3～4 根纤维，术后小方纱布固定，每周治疗 2 次，10 次为 1 个疗程。

【功效】行气活血，调整阴阳。

【适应证】**毒性弥漫性甲状腺肿（心肝阴虚型）**。症见：颈前喉结两旁结块或大或小，质软，起病较缓，心悸不宁，心烦少寐，畏热，多汗，急躁，手指颤动，手心热，目眩，倦怠乏力，活动后气短，食欲亢进，舌质红，苔少或无苔，舌体颤动，脉弦细数。

【疗效】以本法治疗毒性弥漫性甲状腺肿 30 例，结果控制 15 例（血清 TT3、TT4 含量恢复正常，症状基本消失），有效 13 例（血清 TT3、TT4 含量较治疗前下降30%以上，症状明显改善），无效 2 例（血清 TT3、TT4 含量较治疗前下降不及30%或反增高，症状未改善），总有效率为 93.33%。

【来源】李桂玲，周志贤，李建美．挑治法治疗毒性弥漫性甲状腺肿疗效观察．中医针灸，2006，26（11）：769－771

🪷 马氏针灸方

取穴：华佗夹脊穴（T1～S2）　大椎　肾俞　三阴交穴

【用法】患者采取俯卧位，先取华佗夹脊穴（T1～S2），左右间隔交替针刺（共19穴，直刺0.8～1.2寸），后取大椎、肾俞、三阴交穴，得气后留针。艾盒以普通木板制作，长20cm，宽18cm，高15cm，下不封底，中间以铁纱网隔阻，上面加木盖，取6根约3cm长艾段点燃，分3排置入艾盒内的铁纱网上；将艾盒放置在以肾俞为中心的腰部，上方加盖，温度以患者能耐受舒适为度，至艾条燃尽，去掉灸盒并起针，每次约30～40分钟。每日治疗1次，5次为1个疗程，疗程间休息2天。

【功效】调和脏腑气血，益肾健脾，疏通经络，调和阴阳。

【适应证】**毒性弥漫性甲状腺肿所致胫前黏液性水肿。**可出现典型对称性黏液性水肿，多见于小腿胫前下段，初起时呈暗紫红色皮损，对称，稍高出皮面，增厚、变粗，和正常皮肤分界清晰，以后呈片状或结节状隆起；后期常相互融合，形成自膝部以下肿胀而粗大的外形。

【疗效】以本法治疗毒性弥漫性甲状腺肿所致胫前黏液性水肿14例，结果临床控制6例（胫前黏液性水肿皮损消失），有效7例（胫前黏液性水肿皮损较前减轻，但未完全消失，或皮损虽消失，但1年内再次复发），无效1例（胫前黏液性水肿皮损无改善），总有效率为92.9%。

【来源】马朱红. 针灸治疗毒性弥漫性甲状腺肿所致胫前黏液性水肿14例. 中国针灸，2002，22（11）：752

第五节　并发症

🪷 益气养阴汤

黄芪30g　玄参15g　夏枯草10g　白芍20g　生牡蛎30g　黄连6g

【用法】水煎服，每天2次，每日1剂。同时服用甲巯咪唑5～10mg，1日1次。连续用药2个月。

【功效】益气养阴，化痰散结。

【适应证】**弥漫性甲状腺肿伴甲状腺功能亢进（气阴两虚型）**。症见：颈前肿大，多汗，心悸，眼突，肢体颤抖，易饥消瘦，急躁易怒。舌质红，苔红或少苔，脉细。

【疗效】以本法治疗弥漫性甲状腺肿伴甲状腺功能亢进 33 例，结果痊愈 11 例（症状消失，体征及实验室检查恢复正常，随访 1 年无复发），显效 11 例（症状消失，体征减轻，FT3、FT4、TSH 恢复正常，TGAb、TMAb 降低，可以停药），进步 9 例（症状减轻，FT3、FT4、TSH 下降，体征及 TGAb、TMAb 变化不明显，需持续服药），无效 2 例（症状、体征及实验室检查均无明显好转），有效率为 66.7%。

【来源】王庆浩，陈如泉. 中西医结合治疗弥漫性甲状腺肿伴甲状腺功能亢进. 吉林中医药，2001，(2)：45

🪷 瘿瘤糖浆

黄芪 200g 麦冬 100g 玄参 70g 知母 50g 连翘 50g 夏枯草 50g 急性子 30g 白芥子 30g 浙贝 30g 生牡蛎 200g

【用法】经医院药剂科加工制成 500ml/瓶糖浆，含生药约 810g，为 1 周用量，口服每日 3 次，每次 20～25ml，一般半年为 1 个疗程。复查实验室生化指标、临床症状及体征改善情况。连续服用 3 年，观察随访半年，病情无反复予以停药。

【功效】益气养阴，清热平肝。

【适应证】**弥漫性甲状腺肿伴甲状腺功能亢进（气阴两虚型）**。症见：颈前肿大，多汗，心悸，眼突，肢体颤抖，易饥消瘦，急躁易怒。

【疗效】以本法治疗弥漫性甲状腺肿伴甲状腺功能亢进 22 例，结果显效 8 例（临床症状消失、FT3、FT4 均在正常范围、TGAb、TMAb 转为阴性），有效 10 例（临床症状明显好转、FT3、FT4 在正常范围、TGAb、TMAb 滴度下降），无效 4 例（临床症状改善不明显，FT3、FT4 及 TGAb、TMAb 均未明显下降），总有效率为 81.8%。

【来源】钟家宝，杨华. 自制瘿瘤糖浆治疗弥漫性甲状腺肿伴功能亢进 22 例. 上海中医药杂志，1996，(3)：21

二胆汤加减

龙胆草　黄芪　栀子　竹茹　海藻各10g　生地　枳实　半夏　泽泻　车前子　陈皮各9g　茯苓　木通　当归　甘草各6g

【用法】水煎服，每天2次，每日1剂。2个月1个疗程。

【功效】清肝胆，泻痰火，散坚结，宁心神。

【适应证】**甲状腺肿大致心律失常（气郁痰结型）**。症见：甲状腺肿疼，心悸不安，情绪波动，气温升高加重，汗出、烦躁、痛苦难忍，面赤、舌红苔黄腻、语音高亢、脉弦滑数。甲状腺肿大触疼。

【临证加减】手足震颤，心悸，失眠加龙骨、牡蛎、珍珠母各30g。重镇安神，呕吐加代赭石、旋覆花各10g；降逆止呕、口渴加天花粉、玉竹各10g，清热生津；大便秘结加大黄、玄明粉各10g，泻热通便；目花视物不清加白蒺藜、密蒙花各10g，明目退翳；五心烦热，汗出加胡黄连10g，清热除烦。

【疗效】以本法治疗甲状腺肿大致心律失常23例，结果治愈15例（用药1疗程后，甲状腺肿大明显缩小，实验室检查各项指标恢复正常，心电图恢复窦性心律，心率60～70分钟。停止用药3个月无复发），显效7例（用药1疗程后，甲状腺肿大减轻，实验室检查各项指标基本接近正常，心电图恢复窦性心律，心率90～100分钟，仍以小剂量巩固疗效），无效1例（用药前后症状体征未见好转，实验室检查各项指标无变化）。

【来源】王智泉．二胆汤加减治疗甲状腺肿大致心律失常23例．陕西中医，2001，22（8）

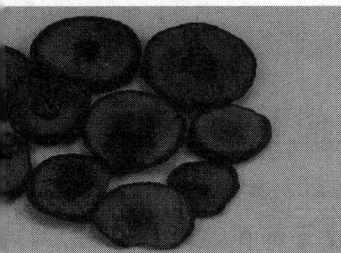

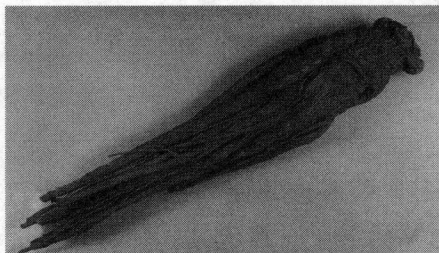

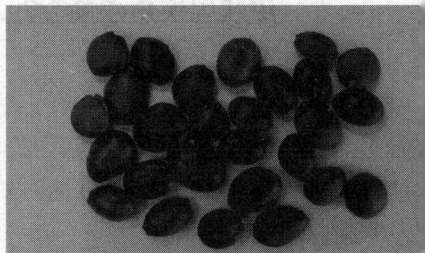

第二章

甲状腺功能亢进症

甲状腺功能亢进症，是指甲状腺本身的病变引发的甲状腺毒症。其病因主要是弥漫性毒性甲状腺肿（Graves 病）、多结节性毒性甲状腺肿和甲状腺自主高功能腺瘤（Plummer 病）。

临床有高代谢及循环、神经、消化等系统功能高亢的表现，尤其有甲状腺肿大或突眼者。对少数轻型或临床表现不典型的病例，应查甲状腺摄碘率，必要时做 TRH 兴奋试验。甲状腺抑制试验在老年人最好不用。

甲状腺功能亢进属中医学"瘿病"范畴。理气化痰，消瘿散结为基本治则。瘿肿质地较硬及有结节者，应适当配合活血化瘀。肝火亢盛及火热伤阴者，则当以清肝泄火及滋阴降火为主。

🌸 甲亢汤

太子参30g　五味子10g　生地20g　熟枣仁1g　远志5g　麦冬15g　苦参15g　鳖甲30g　龟板30g

【用法】鳖甲、龟板先煎30分钟，再入余药；头煎加水约500ml，先泡20分钟，武火煮沸后，改小火再煮沸30分钟，取液约200ml；二煎，加水约400ml，武火煮沸后，改小火再煮沸30分钟，取液约200ml；两煎药汁混合后，分成2份。口服（温服），每天2次，每日1剂。

【功效】滋阴潜阳，养血安神，健脾养心。

【适应证】**甲状腺功能亢进症（阴虚阳亢型）**。症见：怕热，多汗，易激怒，纳亢伴消瘦，特殊眼征（突眼），甲状腺弥漫性肿大，脉细数等。

【临证加减】肝火偏亢、急躁易怒者，加龙胆草10g、夏枯草5g；脾胃虚弱、便溏、便次增加者，加白术20g、茯苓20g；病久正气耗伤、经血不足而消瘦、乏力者，加陈皮12g、贝母10g、厚朴10g、半夏10g、丹参20g等理气化痰，活血化瘀之品。

【疗效】以本方治疗甲状腺功能亢进138例。先甲亢汤及甲巯咪唑15mg顿服，共服中药6周左右，服药至症状缓解，甲状腺缩小，体重增加，血中T3、T4降至正常水平，逐步过渡到维持量，每日甲巯咪唑2.5～5mg，总疗程1.5～2年。138例中，治疗1周时46例甲亢症状开始减轻；治疗2～3周时症状明显改善者97例；治疗4～6周症状完全缓解者133例。

【来源】关立杰. 中西医结合治疗甲状腺功能亢进症138例疗效观察. 贵阳中医学院学报，2006，28（4）：15－16

🌸 益气消瘿汤

生黄芪30g　夏枯草15g　连翘12g　白芥子9g　玄参9g　生地9g　牡蛎30g　鳖甲10g　柴胡9g　酸枣仁30g

【用法】鳖甲先煎30分钟，再入余药；头煎加水约500ml，先泡20分钟，武火煮沸后，改小火再煮沸30分钟，取液约200ml；二煎，加水约400ml，武火煮沸后，改小火再煮沸30分钟，取液约200ml；两煎药汁混合后，分成2

份。口服（温服），每天2次，每日1剂。

【功效】益气养阴，化痰散结祛瘀。

【适应证】**甲状腺功能亢进症（气郁痰阻型）**。症见：怕热，多汗，易激怒，纳亢伴消瘦，特殊眼征（突眼），甲状腺肿大，脉细数等。

【临证加减】若兼见面红目赤、身热烦躁、便秘溲赤等心肝火旺象者，加用黄芩、黄连、龙胆草、栀子清泄心肝火热；兼见目胀突出，目干涩作痒，或目痛者，加用枸杞子、菊花、桑叶、钩藤等清肝明目之品；兼见消谷善饥、大便溏泄为胃肠火盛，胃火盛则消谷，大肠火盛传导急迫，大便溏泄，夹杂未消化食物，治宜清泄胃肠火热，加用大黄、黄连、黄芩、栀子、石膏、知母等药；如以颈前肿大，而他症并不明显者，常加用三棱、莪术、当归、半夏、陈皮、海藻、昆布、贝母等药以祛瘀化痰散结；兼见手颤、舌颤者，常加用钩藤、石决明、天麻、全蝎、地龙以清热熄风止痉；兼见气阴两虚者常合用生脉散，即加用太子参、麦冬、五味子等以益气养阴。

【疗效】以本方治疗甲状腺功能亢进1例。合西药服用，前后共服60余剂，自觉诸症改善，体力渐增，目胀有所缓解，睡眠较前为佳。化验查甲功：FT3：9.1pmol/L、FT4：26.3pmol/L（RIA法）、TSH：0.6mU/L，已接近于正常值。继予益气养阴，祛瘀化痰散结方善后，渐减西药，又服用60余剂，诸症基本消除，甲功化验正常。

【来源】王洪泉，徐灿冲，王蕾. 程益春教授治疗甲亢临证经验选粹. 实用中医内科杂志，2003，17（3）：162-164

🪷 阳和汤

熟地15g　制附子15g　鹿角胶（烊冲）10g　白芥子10g　甘草10g　桂枝10g　炮姜碳3g　麻黄2g　白术12g　泽泻12g

【用法】头煎将熟地、制附子、白芥子、甘草、桂枝、炮姜炭、白术、泽泻、麻黄加水约500ml，先泡20分钟，武火煮沸后，改小火再煮沸30分钟，取液约200ml；二煎，加水约400ml，武火煮沸后，改小火再煮沸30分钟，取液约200ml；两煎药汁混合后，放入烊化好的鹿角胶，分成2份。口服（温服），每天2次，每日1剂。

【功效】温阳散寒，兼以利水。

【适应证】**甲状腺功能亢进症（肾阳虚衰型）**。症见：特殊眼征（突眼），甲状腺肿大，畏寒肢冷，神疲懒言，脉结代而沉。

【疗效】观察1例，药进3剂后诸症减，以肾气丸善后。

【来源】冯新玲．阳和汤治疗瘿病．湖北中医杂志，2000，22（10）：39

海藻玉壶汤

海藻10g　昆布10g　半夏10g　陈皮10g　青皮12g　连翘20g
浙贝母10g　当归10g　川芎10g　独活12g　甘草3g

【用法】水煎服，每天2次，每日1剂。

【功效】理气活血，化痰消瘿。

【适应证】甲状腺功能亢进症（痰结血瘀型）。症见：面色黄白、精神不振，脖子喉结两旁肿大，肤色不变，触之柔软，全身乏力，心慌失眠，不思饮食，或见经期腹痛，苔薄白、脉细数。

【临证加减】气虚加西洋参；血虚加阿胶；气郁较甚者加佩兰、香附；血瘀者加桃仁、红花；合并咽炎加山豆根、桔梗、马勃；颈肿大而有结节质硬者加夏枯草；伴失眠者加炒枣仁、夜交藤、煅龙骨、煅牡蛎。

【疗效】以本方治疗甲状腺功能亢进1例。服3剂后，经量增多，经来腹痛消失。又服5剂，喉结两旁逐渐变细．夜间能睡五个多小时。加夏枯草、锻龙骨、锻牡蛎，继服22剂，症状基本消失，喉结两旁恢复正常。随访1年，未见复发。

【来源】刘蝉秀．海藻玉壶汤治瘿病的体会．航空航天医学杂志，2011，22（2）：255

当归六黄汤

当归9g　生黄芪24g　黄柏6g　黄连3g　黄芩9g　栀子6g　生地12g　熟地12g　白芍12g　枸杞子12g　太子参5g　麦冬5g　生牡蛎30g（先煎）　牛膝9g　五味子3g　海藻9g　昆布9g　瓜蒌仁9g

【用法】生牡蛎先煎30分钟，再入余药；头煎加水约500ml，先泡20分钟，武火煮沸后，改小火再煮沸30分钟，取液约200ml；二煎，加水约400ml，武火煮沸后，改小火再煮沸30分钟，取液约200ml；两煎药汁混合后，分成2份。口服（温服），每天2次，每日1剂。

【功效】滋阴养血，清火化痰。

【适应证】**甲状腺功能亢进症（心肝阴虚型）**。症见：脖子喉结两旁肿大，情绪抑郁，急躁烦闷，后渐觉乏力、短气、多汗、心悸口干、眩晕泛恶。舌淡尖红中有裂纹，苔黄，脉细略弦滑。

【临证加减】肌肉痉挛加木瓜；手颤加白头翁；夜寐欠安加酸枣仁、夜交藤；两目不适加石决明；头晕加白蒺藜等。

【疗效】以本方治疗甲状腺功能亢进1例。服药2个月余，症状相继消失，检查基本正常。

【来源】张红英，郭立芳，郝景坤. 当归六黄汤治疗甲亢的体会. 辽宁中医杂志，2006，33（8）：965

🪷 藻药散加味

黄药子15g　海藻15g　昆布15g　穿山甲15g（制后冲粉吞服）麦冬20g　生地20g　黄芪30g　苏条参20g　当归15g　丹参15g　夏枯草12g　柴胡12g　甘草3g

【用法】水煎服，每天2次，每日1剂。

【功效】益气养阴，软坚散结。

【适应证】**甲状腺功能亢进症（气阴两虚型）**。症见：甲状腺肿大，性情急躁，易怒，眼突，怕热易汗，口苦，心悸，失眠多梦，手颤，善食消瘦，女性月经不调，舌红少苔，脉细数等症。

【临证加减】心动过速者，加当归、丹参各25g；心动过缓者，当归、丹参量减为10g，一般常用量15g；痰凝甚者加贝母、胆南星；眼突甚者加草决明、白蒺藜；多食善饥者加生石膏。

【疗效】以本方治疗甲状腺功能亢进36例。治愈（甲状腺肿块及临床症状消失，基础代谢化验正常）16例；好转（颈部肿块缩小全身症状减轻，基础代谢下降）17例；无效（颈部肿块无变化，全身症状、基础代谢无改善）3例；总有效率为91.66%。

【来源】瞿忠灿. 藻药散加味治疗甲亢36例疗效观察. 云南中医中药杂志，2002，23（3）：13

🪷 疏肝消瘿汤

柴胡 10g　白芍 10g　栀子 10g　玄参 10g　乌梅 10g　沙参 15g

麦冬 15g　石斛 15g　浙贝母 15g　夏枯草 15g　昆布 6g

【用法】水煎服，每天 2 次，每日 1 剂。

【功效】疏肝理气，益气养阴，软坚散结。

【适应证】甲状腺功能亢进症（心肝阴虚型）。症见：多食易饥，消瘦乏力，怕热多汗，心悸，失眠多梦，双侧甲状腺弥漫性肿大，质软，无压痛，舌质红，苔薄白，脉弦数。

【临证加减】突眼明显者，加白蒺藜、草决明；甲状腺肿硬明显者，加生牡蛎、山慈菇、丹参；脉数，加炒酸枣仁、生龙骨；倦怠乏力，加太子参、黄芪；大便稀、次数增加，加白术、扁豆。

【疗效】以本方治疗甲状腺功能亢进 32 例。治愈（临床症状及体征全部消失，T3、T4 值正常，1 年内未复发）16 例，显效（临床症状及体征基本消除，T3、T4、TSH 值接近正常）9 例，好转（临床症状及体征均有不同程度的减轻，复查 T3、T4 值均较前下降，TSH 较前升高）4 例，无效（临床症状及体征无明显改善，复查 T3、T4、TSH 值无变化）3 例。总有效率 90.6%。

【来源】张志莛，张传平. 疏肝消瘿汤治疗甲状腺功能亢进 32 例. 实用中医药杂志，2001，17（9）：26

🪷 梁氏验方 1

白芍 20g　柴胡 15g　鳖甲 15g　海浮石 10g　僵蚕 10g　浙贝 15g

青皮 10g　陈皮 10g　元胡 15g　川楝子 15g　连翘 15g　鸡内金 15g

茯苓 15g

【用法】鳖甲、海浮石先煎 30 分钟，再入余药；头煎加水约 500ml，先泡 20 分钟，武火煮沸后，改小火再煮沸 30 分钟，取液约 200ml；二煎，加水约 400ml，武火煮沸后，改小火再煮沸 30 分钟，取液约 200ml；两煎药汁混合后，分成 2 份。口服（温服），每天 2 次，每日 1 剂。

【功效】疏肝理气，化痰散结。

【适应证】甲状腺功能亢进症（气滞痰凝型）。症见：胸胁胀满，急躁易怒，眼干口胀，易热汗多，双侧甲状腺 Ⅱ 度肿大，无压痛，双眼稍突，舌暗红，苔薄白，脉弦细。

【疗效】以本方治疗甲状腺功能亢进 1 例。服上药 7 天后汗出较前好转，仍觉胸胁胀满，原方加玫瑰花 15g，10 剂。服上药 10 天症状大减，仍觉口胀，原方加青箱子 10g，菊花 10g，10 剂，后继服原方 1 月后诸症悉除，复查甲状腺功能正常，突眼好转，甲状腺肿减为Ⅰ度。半年后随访未见复发。

【来源】王慧芳．梁苹茂教授治疗甲状腺功能亢进症经验．世界中西医结合杂志，2011，06（5）：381

🪷 梁氏验方 2

女贞子 15g　鸡血藤 15g　地骨皮 15g　生龙骨 20g（先煎）　代褚石 20g（先煎）　钩藤 20g（后下）　连翘 15g　龙胆草 6g　酸枣仁 15g　合欢花 15g　夜交藤 15g　灯心草 3g　浮小麦 10g　稻根须 10g

【用法】生龙骨、代赭石先煎 30 分钟，再入余药（钩藤除外）；头煎加水约 500ml，先泡 20 分钟，武火煮沸后，改小火再煮沸 30 分钟，头煎结束前 15 分钟放入钩藤 10g，取液约 200ml；二煎，加水约 400ml，武火煮沸后，改小火再煮沸 30 分钟，二煎结束前 15 分钟放入钩藤 10g，取液约 200ml；两煎药汁混合后，分成 2 份。口服（温服），每天 2 次，每日 1 剂。

【功效】平肝潜阳。

【适应证】**甲状腺功能亢进症（肝阳上亢型）**。症见：面赤，口苦，双手颤抖，心烦易怒，头痛失眠，时感周身燥热，汗出频作，大便溏，舌红苔薄黄，脉弦数。

【疗效】以本方治疗甲状腺功能亢进 1 例。服药 1 周后患者诉手颤、口苦、心烦失眠、汗出、便溏等症状均明显好转，惟面赤、周身燥热仍甚。虑方中清肝泻热之力不足，故加黄芩 10g、生栀子 10g 加强清热之力，7 剂。服药 2 周后患者诉面赤、燥热症状大为减轻。效不更方，前方继服 14 剂上述诸症大减。

【来源】黄梦哲．梁苹茂辨治甲状腺功能亢进症医案四则．四川中医，2010，28（12）：3－4

🪷 梁氏验方 3

生黄芪 30g　党参 15g　白术 25g　山药 25g　麦冬 25g　五味子

20g　柴胡 20g　白芍 10g　牛膝 20g　桑寄生 20g　沙参 10g　石斛 15g　玉竹 15g　地骨皮 15g

【用法】水煎服，每天 2 次，每日 1 剂。

【功效】益气养阴。

【适应证】**甲状腺功能亢进症（气阴两虚型）**。症见：乏力消瘦，气短懒言，纳呆，大便塘薄，腰膝酸软，五心烦热，口干，口渴，舌淡红少苔，脉细。

【疗效】以本方治疗甲状腺功能亢进 1 例。服药 1 周后患者腰膝酸软、五心烦热、纳呆、大便溏薄等症状大减，惟乏力，气短懒言仍甚。酌加益气药生黄芪 50g、党参 30g，7 剂。服药 2 周后患者气虚症状明显改善，前方继服 14 剂，上述诸症大减。

【来源】黄梦哲. 梁苹茂辨治甲状腺功能亢进症医案四则. 四川中医, 2010, 28 (12): 3 - 4

🪷 梁氏验方 4

　　三棱 6g　莪术 6g　丹参 30g　清半夏 10g（先煎）　白芥子 10g　胆南星 10g　浙贝母 10g　川贝 10g　玫瑰花 20g　玳玳花 20g　山慈菇 10g

【用法】清半夏先煎 20 分钟，再入余药；头煎加水约 500ml，先泡 20 分钟，武火煮沸后，改小火再煮沸 30 分钟，取液约 200ml；二煎，加水约 400ml，武火煮沸后，改小火再煮沸 30 分钟，取液约 200ml；两煎药汁混合后，分成 2 份。口服（温服），每天 2 次，每日 1 剂。

【功效】活血化痰。

【适应证】**甲状腺功能亢进症（血瘀痰凝型）**。症见：甲状腺肿大，触之疼痛，突眼，双手颤抖，喉中异物感，咳嗽有痰，色白质稀，心烦易怒，纳差，大便溏，舌紫黯，边有瘀斑，苔薄黄，脉细涩。

【疗效】以本方治疗甲状腺功能亢进 1 例。服药 1 周后患者甲状腺触之疼痛感减轻，大便成形，手颤、咳嗽减轻，惟喉间仍有痰。上方加顺气化痰健脾之品厚朴 15g、紫苏 10g、茯苓 20g，7 剂。服药 2 周后患者甲状腺疼痛感较上次减轻，喉间异物感消失，痰量减少。上方继服 7 剂。

【来源】黄梦哲. 梁苹茂辨治甲状腺功能亢进症医案四则. 四川中医, 2010, 28 (12): 3 - 4

🪷 消瘦汤

龟板 20g（先煎） 鳖甲 20g（先煎） 海浮石 20g（先煎） 生地黄 20g 玄参 15g 牡蛎 15g（先煎） 天竺黄 15g 川贝母 15g 麦冬 15g 郁金 15g 女贞子 15g 天花粉 15g

【用法】鳖甲、龟板、海浮石、牡蛎先煎 30 分钟，再入余药；头煎加水约 500ml，先泡 20 分钟，武火煮沸后，改小火再煮沸 30 分钟，取液约 200ml；二煎，加水约 400ml，武火煮沸后，改小火再煮沸 30 分钟，取液约 200ml；两煎药汁混合后，分成 2 份。口服（温服），每天 2 次，每日 1 剂。

【功效】育阴潜阳生津，清热涤痰散结。

【适应证】**甲状腺功能亢进症（阴虚阳亢型）**。症见：心慌怕热，甲状腺肿大，突眼，多汗，焦躁不安，食欲亢进，体重减轻，手细颤，舌淡尖红中有裂纹，苔黄，脉细数。

【疗效】以本方治疗甲状腺功能亢进 30 例。消瘦汤及丙基硫氧嘧啶 100mg，每日 3 次，每 4 周减量 1 次，每日减 100mg，12 周后每天服维持量 100mg。24 周后 30 例中显效（甲状腺肿块及临床症状消失，基础代谢化验正常）21 例，有效（颈部肿块缩小全身症状减轻，基础代谢下降）7 例，无效（颈部肿块无变化，全身症状、基础代谢无改善）2 例，总有效率 93.33%。

【来源】黄淑玲. 消瘦汤治疗甲状腺功能亢进症 30 例临床疗效观察. 中国中医药科技，2005，12（4）：242－243

🪷 益气养阴方

炙黄芪 30～45g 白芍 12g 生地黄 15g 香附 12g 夏枯草 30g 首乌 20g

【用法】水煎服，每天 2 次，每日 1 剂。

【功效】益气养阴。

【适应证】**甲状腺功能亢进症（气阴两虚型）**。症见：甲状腺肿大，性情急躁，易怒，眼突，怕热易汗，口苦，心悸，失眠多梦，手颤，善食消瘦，女性月经不调，舌红少苔，脉细数等症。

【临证加减】脾虚去生地黄加淮山药、白术、建曲；心火旺加黄连；肝火旺加龙胆草。

【疗效】以本方治疗甲状腺功能亢进1例。以上方剂能降低血清T3、T4的含量，改善亢进的甲状腺功能。

【来源】夏少农，徐志璋，张志洪．益气养阴法治疗甲亢．中医杂志，1984，(9)：47

甲亢煎

白芍10g　乌梅10g　木瓜10g　沙参10g　麦冬10g　石斛10g　扁豆10g　莲子肉10g　柴胡6g　桑叶6g　栀子6g　昆布6~10g

【用法】水煎服，每天2次，每日1剂。

【功效】清热养阴。

【适应证】**甲状腺功能亢进症（心肝阴虚型）**。症见：消谷善饥、大便次数增多、头晕、眼胀、面赤、烦躁易怒、心悸、倦怠乏力、喜冷恶热、手足心热、多汗等。

【临证加减】眼胀眼球凸起显者，加白蒺藜、草决明、茺蔚子；甲状腺肿大者，加山慈菇、生牡蛎；心率增加明显者，加炒枣仁、生龙齿。

【疗效】以本方治疗甲状腺功能亢进60例。临床治愈（临床症状及体征全部消失，T3、T4恢复正常者）28例，基本治愈（症状消失，T3、T4恢复正常，甲状腺肿大或眼球突出尚未完全平复者）10例，显效（症状与体征基本消失，T3、T4较前下降>50%）8例，好转（症状与体征均明显减轻，T3、T4较前下降<50%者）11例，无效（疗3个月以上，症状、体征及T3、T4均无明显改变者）3例。总有效率为95%。

【来源】曲竹秋，卢秀鸾，朱朝坤．甲亢煎治疗甲亢60例临床观察．中医杂志，1987，(2)：48

甲亢平

太子参30g　麦冬10g　玄参10g　生地黄15g　川石斛12g　浙贝母12g　夏枯草12g　生牡蛎30g　生蛤壳15g

【用法】生蛤壳、生牡蛎先煎30分钟，再入余药；头煎加水约500ml，先泡20分钟，武火煮沸后，改小火再煮沸30分钟，取液约200ml；二煎，加水约400ml，武火煮沸后，改小火再煮沸30分钟，取液约200ml；两煎药汁混合后，分成 2 份。口服（温服），每天 2 次，每日 1 剂。

【功效】益气养阴，清热散结。

【适应证】**甲状腺功能亢进症（气阴两虚型）**。症见：甲状腺肿大，性情急躁，易怒，眼突，怕热易汗，口苦，心悸，失眠多梦，手颤，善食消瘦，女性月经不调，舌红少苔，脉细数等症。

【临证加减】肝郁不达加生麦芽、漏芦；中焦湿热不化，胃火炽盛加生石膏、荷叶；脾胃虚加淮山药、白扁豆；眼突加石菖蒲；汗多加浮小麦；心悸甚加朱砂。

【疗效】用本方治疗甲状腺功能亢进 40 例，治愈（临床症状、体征消失，甲状腺功能检查恢复正常）24 例，显效（临床症状、体征基本消失，甲状腺功能检查接近正常）9 例，有效（临床症状、体征部分消失或减轻，甲状腺功能检查好转）7 例，无效（临床症状、体征及甲状腺功能检查均未好转）0 例，总有效率 100%。治疗时间最短 38 天，最长 6 个月，平均 67 天。随访 1 年疗效稳定。

【来源】沈玉明. 甲亢平治疗甲亢 40 例. 浙江中医学院学报，1986，(6)：22

❀ 夏枯草煎

　　夏枯草 30g　生牡蛎 30g（先煎）　　玄参 15g　白芍 15g　生地黄 5g　麦冬 15g　浙贝母 10g　甘草 5g

【用法】生牡蛎先煎 30 分钟，再入余药；头煎加水约 500ml，先泡 20 分钟，武火煮沸后，改小火再煮沸 30 分钟，取液约 200ml；二煎，加水约 400ml，武火煮沸后，改小火再煮沸 30 分钟，取液约 200ml；两煎药汁混合后，分成 2 份。口服（温服），每天 2 次，每日 1 剂。

【功效】化痰行气。

【适应证】**甲状腺功能亢进症（痰结气滞型）**。症见：颈前肿块经久不消，按之较硬或有结节，胸闷憋气，眼球突出，心烦善怒，喉间有痰，吞咽不爽，食少便溏；舌质暗，苔白厚腻，脉沉弦或沉涩。

【来源】韩纯庆. 夏枯草煎治疗甲状腺功能亢进症. 实用中西医结合杂志，1992，(1)：40－41

🪷 平瘿复方

玄参 9g　白芍 9g　牡丹皮 9g　生地黄 9g　当归 9g　茯苓 9g　山萸肉 6g　生龙牡 30g　夏枯草 12g　浙贝母 9g　瓦楞子 15g　青皮 9g　陈皮 9g　三棱 9g　莪术 9g

【用法】生龙牡、瓦楞子先煎 30 分钟，再入余药；头煎加水约 500ml，先泡 20 分钟，武火煮沸后，改小火再煮沸 30 分钟，取液约 200ml；二煎，加水约 400ml，武火煮沸后，改小火再煮沸 30 分钟，取液约 200ml；两煎药汁混合后，分成 2 份。口服（温服），每天 2 次，每日 1 剂。

【功效】育阴潜阳，养心益肾，疏肝醒脾，化痰清瘿。

【适应证】**甲状腺功能亢进症**（阴虚阳亢型）。症见：甲状腺肿大，伴有体重减轻、心悸、汗多、善饥、性情急躁、两手震颤，眼突。

【临证加减】气虚者去行气药，加党参、黄芪、白术；突眼明显者加青葙子、菊花、车前子；消渴证重者加天花粉、知母、石膏、葛根，重用生地黄、山药；心悸失眠较重者加夜交藤、生赭石、炒枣仁、珍珠母；肿大兼有肝功能障碍者加郁金、丹参、鳖甲；有黄疸者加茵陈、泽泻、栀子、猪苓；脾虚溏泄者减补阴药，加白术、党参、山药、泽泻；咽喉肿痛、午后热重者加百合、金银花、玉竹，重用生地黄、玄参；心气不足、气短水肿者去破气药，加党参、黄芪、合欢皮、白术、神曲、白茅根、车前子；肢萎无力者加黄芪、党参、白术、茵陈。

【疗效】以本方治疗甲状腺功能亢进 110 例。治愈（指自觉症状及体征完全消失，基础代谢率及化验均恢复正常者）38 例；显效（临床症状及体征显着改善或大部分消失，基础代谢率及化验亦均正常者）63 例；进步（症状及体征有明显好转，基础代谢率明显下降，化验尚未完全正常者）6 例；无效（症状及体征改善不多，基础代谢率仍很高）3 例，总有效率 91.8%。本方对甲亢状改善较快，大部分病例在服药后的 3~6 天症状逐渐减轻或消失。

【来源】袁文学. 中药"平瘿复方"治疗甲状腺功能亢进症 110 例疗效观察. 中级医刊, 1980, (3): 35-39

🪷 柴胡龙牡汤加减

柴胡 10g　黄芩 15g　法半夏 15g　龙骨 30g　牡蛎 30g　生石膏

10g 生铁落 15g 葛根 20g 钩藤 15g（后下） 僵蚕 10g 朱砂 3g（研末冲服） 甘草 5g

【用法】朱砂研末冲服；生铁落、龙骨、牡蛎先煎 30 分钟，再入余药；头煎加水约 500ml，先泡 20 分钟，武火煮沸后 10 分钟放入钩藤，改小火再煮沸 20 分钟，取液约 200ml；二煎，加水约 400ml，武火煮沸后，改小火再煮沸 30 分钟，取液约 200ml；两煎药汁混合后，分成 2 份。口服（温服），每天 2 次，每日 1 剂。

【功效】滋阴清火。

【适应证】**甲状腺功能亢进症（阴虚火旺型）**。症见：性情急躁易怒，头晕，心悸，失眠多梦，久则颈胀目突，自汗，消瘦，上肢震颤，脉细弱。

【临证加减】大便干结加大黄 6g。

【疗效】以本方治疗甲状腺功能亢进 100 例。显效 50 例，有效 41 例，无效 9 例。

【来源】喻继先 . 柴胡龙牡汤加减治疗甲状腺功能亢进 100 例 . 湖南中医学院学报，1986，02：29

🪷 甲亢丸

橘红 100g 清半夏 150g 茯苓 150g 海藻 150g 昆布 150g 夏枯草 200g 煅牡蛎 150g 浙贝母 150g 三棱 100g 黄药子 50g 甘草 50g 琥珀 10g 朱砂 10g

【用法】上药研细，炼蜜为丸，每丸重 15g，日服 2 次，每次 1 丸。

【功效】滋阴清热，化痰散结。

【适应证】**甲状腺功能亢进症（阴虚火旺、痰湿内结型）**。症见：日渐消瘦，饮食倍增，常有饥饿感，并伴有全身无力，心悸，自汗，失眠、多梦、大便稀薄等症。脉滑数，舌质红，苔白腻。

【疗效】治疗效果：治愈 65 例，显效 24 例，好转 23 例，无效 13 例。总有效率为 80.9%。治愈者最少服 90 丸，最多服 180 丸。

【来源】张淑芝 . 甲亢丸治疗甲状腺功能亢进 152 例 . 黑龙江中医药，1987，（1）：43

复方甲亢膏

黄芪15g　党参15g　麦冬15g　白芍15g　夏枯草15g　生地黄30g　丹参30g　生牡蛎30g　苏子10g　五味子10g　制香附10g　白芥子6g

【用法】上药制成膏剂。每次1匙，每日3次。3个月为一疗程，可持续服用数个疗程。

【功效】益气养阴，理气活血，化痰散结。

【适应证】**甲状腺功能亢进症（气阴不足型）**。症见：乏力心悸、颈粗烦躁和怕热多汗，脉数。

【疗效】经过治疗后症状、体征缓解好转率达90.9%，疗效满意。

【来源】余永谱，王坚，金穉英，等．复方甲亢膏治疗"甲亢"50例临床观察．浙江医科大学学报，1982，S2：236-237

桂甘龙牡汤

桂枝10g　甘草10g　龙骨20g（先煎）　　牡蛎20g（先煎）

【用法】水煎服，每天2次，每日1剂。

【功效】滋养阴血，宁心柔肝。

【适应证】**甲状腺功能亢进症（心肝阴虚型）**。症见：瘿肿质软，心悸不安，心烦不寐，多汗，指颤，头晕目眩。

【来源】刘国政，王惟恒．甲状腺疾病千家妙方．北京：人民军医出版社，2012：69

疏肝理气粥

柴胡9g　佛手9g　郁金15g　海藻15g

【用法】上药加水1000ml，武火煎沸后，改用文火煎药30分钟，滤出药液，入粳米煮粥食。每日1剂。

【功效】理气解郁，化痰消瘿。

【适应证】**甲状腺功能亢进（气郁痰阻型）**。症见：瘿肿质软不痛，喉间如堵，急躁易怒，胸闷胁痛，手指微颤，病情波动与情绪有关。

【来源】刘国政，王惟恒．甲状腺疾病千家妙方．北京：人民军医出版社，2012：70

🪷 黄药子汤

黄药子 9~15g

【用法】水煎服，每天 2 次，每日 1 剂。连用 5~8 周，不宜久服。

【功效】理气解郁，化痰消瘿。

【适应证】**甲状腺功能亢进症（气郁痰阻型）**。症见：瘿肿质软不痛，喉间如堵，急躁易怒，胸闷胁痛，手指微颤，病情波动与情绪有关。

【来源】郭爱廷. 实用单方验方大全. 北京：北京科学技术出版社，2011：180

🪷 育阴散结汤

辽沙参 15g 天冬 15g 麦冬 15g 生地 15g 天花粉 15g 昆布 15g 海藻 15g 五味子 10g 贝母 10g

【用法】水煎服，每天 2 次，每日 1 剂。

【功效】育阴散结。

【适应证】**甲状腺功能亢进症（肝气郁结型）**。症见：性情急躁，心烦易怒，情绪易激动，烦躁善太息，失眠多梦，手指震颤，颈部甲状腺肿大，眼困酸胀，眼球突出不能完全闭合，脉弦滑，舌质红或暗红，舌苔薄黄或薄白。

甲状腺功能亢进症（阴虚火旺型）。症见：恶热怕燥，消谷善饥，颈及胸部潮红，五心烦热，兼有气虚者多汗，心慌，大便溏、次频。女子月经量少，男子阳痿，四肢酸困无力。脉细数，舌质红，舌苔薄黄或无苔，兼气虚者脉弱舌嫩红，苔薄白。

【临证加减】颈部结瘿（甲状腺肿大）宜软坚、散结，加海浮石、夏枯草各 15g；手指震颤，宜平肝熄风，加生龙骨、生牡蛎各 15g；食欲亢进，消谷善饥，宜增液抑阳，生地可增到 30g，加玄参 15g；口渴心烦，宜敛阴生津，加乌梅、石斛各 15g；脾虚大便溏、次频者，宜健脾，去生地加山药 30g；气虚自汗者，宜益气养阴，加太子参 30g，白芍 15g；月经量少或阳痿者，宜补肾助阳，加淫羊藿 15g。

【疗效】以本方治疗甲状腺功能亢进 36 例。完全缓解（临床体征、症状消失，基础代谢率指标正常，1 年内未见复发者）18 例（肝郁气结型 10 例，阴虚火旺型 8 例），部分缓解（部分缓解临床体征、症状大部分消失，基础代谢率指标接近正常，或已正常而在短期复发者）13 例（肝郁气结型 4 例，阴虚火旺型9例），无效（基础代谢率指标虽有改善但不理想，而仅有症状改善者）5例（肝郁气结型）。

【来源】翟明义. 育阴散结汤治甲状腺功能亢进. 中原医刊，1983，（2）：38－39

丹栀逍遥散

柴胡13g　丹皮12g　栀子15g　当归12g　白芍18g　白术12g　茯苓12g　玄参30g　薄荷12g（后下）　钩藤18g（后下）　石决明20g（先煎）　海浮石20g　甘草6g

【用法】水煎服，每天2次，每日1剂。

【功效】疏肝解郁清热。

【适应证】**甲状腺功能亢进症（肝气不舒、火郁痰结型）**。症见：心烦易怒，口干咽燥，全身烘热，失眠，自汗，胸闷，颈部有紧束感，嘈杂而不思多食，大便溏泻，舌质红，苔黄腻，脉弦数。眼球轻度外突，甲状腺团肿大，血管杂音（＋），双手指颤抖明显，手心热。T3、T4皆高于正常值。

【临证加减】若心悸失眠较甚者，加酸枣仁、麦冬养心安神；痰气郁结瘿肿明显者，加香附、海浮石、贝母行气化痰消肿；阴虚火旺证著者，加玄参滋阴降火；手指颤抖者，加生决明、钩藤、白蒺藜平肝熄风。

【疗效】以本方治疗甲状腺功能亢进1例。服上方20剂后，心烦、咽干、烘热、自汗、便塘之症均减，夜寐转佳，胃纳手颤亦好转，唯感胸闷不畅，颈部窒塞不舒。予上方减去石决明，加香附12g，浙贝母15g，服20剂调治1月，自觉症状及体征消失。复查生命体征，T3、T4均恢复正常，眼突症消失，颈大亦恢复如常。为巩固疗效，嘱再服上方半月后即停药观察。迄今已7年，未再复发。

【来源】夏兴贵. 运用丹栀逍遥散治疗甲状腺功能亢进症. 四川中医，2009，27（6）：95

甲亢方

夏枯草15g　生龙骨30g　生牡蛎30g　生地15g　丹皮15g　菊花10g　香附15g　白蒺藜15g　升麻7.5g

【用法】水煎服，每天2次，每日1剂。来诊前服用西药者（甲巯咪唑）

用中药后开始减量，直至停用西药。1 个月为 1 个疗程。

【功效】滋阴降火。

【适应证】**甲状腺功能亢进突眼症（阴虚肝旺）**。症见：日渐消瘦，饮食倍增，常有饥饿感，并伴有全身无力，心悸，自汗，失眠、多梦、大便稀薄等症。脉滑数，舌质红，苔白腻。

【临证加减】甲状腺肿大加海浮石 15g，生鳖甲 15g；食欲亢进，心悸加生地至 30g、酸枣仁 15g；脾虚便溏加白术 15g，山药 15g；气虚自汗加太子参 20g、浮小麦 10g；月经量少或阳痿加淫羊藿 15g、当归 15g。

【疗效】以本方治疗甲状腺功能亢进 40 例。治愈（临床症状消失，体重增加，脉率正常，甲状腺区震颤及血管杂音消失；T3、T4 值恢复正常，1 年内无复发）12 例（中西药配合 7 例，中药治疗 5 例）；显效（主要症状消失，体重增加，脉率基本正常，甲状腺区震颤及血管杂音消失，T3、T4 值接近正常）18 例（中西药配合 11 例，中药治疗 7 例）；有效（症状好转，脉率减慢，血管杂音减轻，T3、T4 值接近正常）7 例（中西药配合 4 例，中药治疗 3 例）；无效（临床症状及体征无明显改善，T3、T4 变化不明显）3 例（中西药配合 2 例，中药治疗 1 例）。总有效率为 92.5%。

【来源】刘庆平，朱瑞增. 自拟甲亢方治疗甲状腺功能亢进症 40 例. 山西中医，2000，16（3）：20-21

❀ 复肝煎

菊花 12g　桑叶 12g　夏枯草 20g　黄芩 12g　生白芍 30g　生地 15g　玄参 12g　牡丹皮 10g　山茱萸 12g　酸枣仁 20g　浙贝母 12g　女贞子 15g　五味子 12g　生麦芽 30g　薄荷 10g

【用法】水煎服，每天 3 次，每日 1 剂。治疗前已服西药者，维持原剂量不变；治疗开始后，依据甲状腺功能检验指标，好转者逐渐递减，直至其功能完全恢复正常，各种症状消失后，完全停服西药，继续服中药 1 个疗程作稳定性治疗。

【功效】清肝热，养肝阴，疏郁结，调阴阳。

【适应证】**甲状腺功能亢进症（肝郁化热型）**。症见：心悸，心率加快，烦躁易怒失眠，上肢或下肢震颤；疲倦乏力，工作效率下降，怕热、多汗；此外尚伴有腰膝酸软，忧虑健忘，口渴能饮，多食或大便次数增加等临床表现。甲状腺可闻血管杂音者，可有颈前肿大或合并突眼。

【临证加减】甲状腺肿大明显者，加生牡蛎 30g、生首乌 15g；眼胀突出者，加白蒺藜 25g、钩藤 15g、珍珠母 25g；心悸较重者，加远志 10g、柏子仁 15g；烦热甚者，加地骨皮 20g、黄柏 12g；多汗不减者，加浮小麦 30g、鳖甲 20g；口渴多饮者，加知母 12g、天花粉 15g；多食善饥者，加黄连 10g、石斛 15g；大便溏而频者，加石榴皮 25g、白扁豆 25g、莲子肉 20g；肢体震颤者，加生龙牡各 25g、鳖甲 20g、蝉蜕 12g；肢倦乏力，少气乏神者，加黄芪 20g、灵芝 20g、太子参 20g。

【疗效】以本方治疗甲状腺功能亢进 36 例。36 例患者治愈（症状消失，甲状腺肿、突眼明显减轻或恢复，检验甲状腺功能完全正常，观察 3 个月以上无反复）30 例；显效（症状消失，甲状腺肿、突眼减轻，检验甲状腺功能正常或接近正常）3；无效（经 1 个疗程的治疗，症状和体征无好转，检验甲状腺功能无改善）3；总有效率为 91.7%。1 个疗程症状消失，甲状腺功能恢复正常者 13 例；2 个疗程症状消失，心电图提示心律（率）恢复正常，甲状腺功恢复正常者 14 例；4 个疗程症状完全消失，甲状腺功恢复正常者 3 例。3 例服药达 18 个月显效。

【来源】张勇. 复肝煎治疗甲状腺功能亢进 36 例. 中医药导报，2007，13（7）：67-68

海藻昆布汤

海藻 18g　昆布 30g　夏枯草 30g　板蓝根 30g　丹皮 30g　生牡蛎 18g　柴胡 9g　连翘 9g　蜈蚣 3 条　枣仁 18g　䗪虫 12g　甘草 3g

【用法】水煎服，每天 2 次，每日 1 剂。琥珀 9g、朱砂 6g，共研细粉 12 包，日 2 次，每服 1 包。

【功效】消痰散结，舒肝理气。

【适应证】**甲状腺功能亢进症（气郁痰阻型）**。症见：性情急躁，心烦身怒，胸闷心慌，两手震颤，四肢乏力，倦怠神疲，五心烦热，夜寝不安，多食善饥，消瘦，两眼微突。舌质淡，苔黄腻，脉弦细数。

【疗效】以本方治疗甲状腺功能亢进 1 例。服上药 6 剂，精神稍爽，情绪安定，但仍五心烦热，全身乏力，原方加当归 12g、生熟地各 10g，党参 10g 连服 25 剂，颈部瘿消失，又以原方出入，症状告愈，随访至今未复发。

【来源】盂宪常. 海藻昆布汤的临床应用. 铁道医学，1983，11（6）：368-369

🪷 抗甲方加减

龙胆草 9g　栀子 12g　夏枯草 9g　半夏 9g　陈皮 6g　浙贝母 9g
茯苓 6g　白术 9g　郁金 9g　丹参 12g

【用法】水煎服，每天 2 次，每日 1 剂。疗程为 3 个月。配合口服丙基硫氧嘧啶（50mg/片，上海复星朝晖药业有限公司，批号 0304 - 0610）200mg/d，分 2 次口服，用药 2 周后，减至 150mg/d，顿服。

【功效】清热化痰活血。

【适应证】**甲状腺功能亢进症（气郁痰阻血瘀型）**。症见：心悸不宁，烦躁易怒，恶热多汗，口渴多饮，颈前肿大，少寐多梦，多食消瘦，手指震颤，倦怠乏力，头晕目眩，舌质红少苔或无苔，伴瘀斑、瘀点，脉细数。

【临证加减】甲状腺肿大明显者，加白芥子 6g；心悸、失眠者，加远志 9g，灵磁石 15g，夜交藤 15g，合欢花 15g 等。

【疗效】治疗 60 例，显效（中医临床症状、体征明显改善，证候积分减少 >70%）36 例，有效（中医临床症状、体征均有好转，证候积分减少 30% ~70%）20 例，无效（中医临床症状、体征均无明显改善，甚或加重，证候积分减少 <30%）4 例，总有效率 93.3%。本方能明显改善甲亢患者血清甲状腺激素水平，尤其是血清 TSH。

【来源】郑敏，杨宏杰. 抗甲方加减合西药治疗甲状腺功能亢进症的临床观察. 中国中西医结合杂志，2006，26（8）：735 - 738

🪷 平甲煎

龙胆草 12g　栀子 12g　柴胡 12g　玄参 21g　黄芩 12g　麦冬 15g
夏枯草 15g　昆布 21g　牡蛎 21g（先煎）　生地 21g　酸枣仁 15g

【用法】水煎服，每天 2 次，每日 1 剂。21 剂为 1 个疗程。

【功效】滋阴降火。

【适应证】**甲状腺功能亢进突眼症（阴虚肝旺型）**。症见：急躁易怒，胆怯害怕，面红目赤，五心烦热，消谷善饥，多汗，甲状腺轻度或中度增大，肿块对称，光滑柔软，两手震颤，眼球凸出，心率增快（<90 次/分钟），舌质多红，苔薄黄而干燥，脉象弦细数。

【临证加减】四肢颤抖明显者，加天麻、钩藤；腰膝酸软者加枸杞、山萸肉；大便溏泄者，加炒山药、白术。

【疗效】2个疗程后判断疗效。50例中，痊愈（临床症状及体征全部消失，T3、T4在正常范围内）15例，基本痊愈（症状消失，T3、T4恢复正常，甲状腺肿大或眼球突出尚未恢复原状）17例，有效（临床症状及体征大部分消失，T3、T4基本接近正常，但有时化验值略高于正常，甲状腺肿大、眼球突出稍有减轻）11例，无效（经3个疗程治疗，症状、体征及T3、T4无明显改变）7例，总有效率86%。

【来源】党铎．平甲煎治疗甲状腺功能亢进症50例观察．中国中西医结合杂志，1992，（05）：291

王正宇甲亢汤

柴胡6g 香附9g 郁金9g 浙贝母9g 连翘9g 生地15g 玄参15g 白芍15g 牡蛎15g（先煎） 柏子仁15g 黄药子15g 海藻15g 昆布15g 夏枯草12g

【用法】水煎服，每天2次，每日1剂。

【功效】疏肝理气，化痰消肿。

【适应证】甲状腺功能亢进症（气郁痰阻型）。症见：颈前结喉双侧或一侧漫肿，边界不清，皮色不变，质软不痛，喜消怒长，病程缠绵；或肿块呈半球形或卵圆形，质底坚实，表面光滑，按之不痛，可随吞咽动作而上下移动，发展缓慢，难以消散，亦不溃破。有时伴有胸闷不舒，烦躁易怒，心悸，突眼，易汗，月经紊乱，手足震颤，消谷善饥，形体消瘦，舌淡红，苔薄白或薄黄，脉弦滑或弦数。

【疗效】以本方治疗甲状腺功能亢进1例。服上药之后，心悸气短减轻，手臂震颤缓解，但仍眼球突出，颐项肿胀，脉舌同前，效不更方，上方加夏枯草9g浙贝母9g，连服四十余剂，诸症大减，已能下地劳作而告愈。

【来源】蔡国良，王焕生．王正宇甲亢汤治疗瘿病经验介绍．陕西中医函授．1999，（2）：31-32

夏枯草汤加减

夏枯草20g 酸枣仁20g 浙贝母15g 炒栀子15g 桃仁10g 红

花 10g　生地 30g

【用法】水煎服，每天 2 次，每日 1 剂。病情严重的患者，加服甲巯咪唑，每次 10mg，每日两次，至症状控制后可逐渐减量。2 个月为一疗程。

【功效】清肝泻火，化痰消瘿。

【适应证】甲状腺功能亢进症（肝郁火旺、痰瘀互结型）。症见：心悸不宁，烦躁易怒，恶热多汗，口渴多饮，颈前肿大，少寐多梦，多食消瘦，手指震颤，倦怠乏力，头晕目眩，舌质红少苔或无苔，伴瘀斑、瘀点，脉细数。

【临证加减】大便稀溏，食少纳差者，加茯苓 15g，薏苡仁 20g；失眠多梦、心悸怔忡者，加生龙牡各 20g；神疲乏力、口干者，加生脉散；瘿瘤肿大明显者，加僵蚕 10g，蜈蚣 10g；瘿瘤疼痛、压痛者加白头翁 20g，连翘 10g。

【疗效】治疗 2 个月，50 例患者中，临床控制（症状消失，T3、T4 恢复正常，甲状腺肿大或眼球突出尚未完全平复者）31 例，显效（症状、体征基本消失，T3、T4 较前下降 >50%）7 例，有效（症状、体征明显减轻，T3、T4 较前下降 <50%）8 例，无效（症状、体征及 T3、T4 均无明显改善）4 例，总有效率为 92%。

【来源】刘桂芳，高彦彬. 夏枯草汤加减治疗甲状腺功能亢进症临床观察. 山西中医，2007，23（6）：22 - 23

🪷 黄连温胆汤

黄连 6g　竹茹 12g　枳实 10g　法半夏 12g　茯苓 20g　陈皮 10g
炙甘草 6g　菖蒲 15g　远志 10g　炒枣仁 12g　紫石英（先煎）30g
煅牡蛎（先煎）30g　郁金 12g　茯神 12g

【用法】水煎服，每天 2 次，每日 1 剂。

【功效】清热化痰，养心安神。

【适应证】甲状腺功能亢进症（阴虚火旺、痰热内扰型）。症见：阵汗出，周身轰热，心悸，情绪易激动，失眠，体重下降。舌暗红，苔黄腻，脉细数。

【疗效】典型病例：某患者，服药 2 周后，患者汗出减少，心悸减轻，睡眠好转，仍烦热，易急躁，大便软、每日 2 次，舌红、苔薄黄，脉细稍数。又予丹栀逍遥散为基础组方以清热疏肝经，后经 2 个多月巩固治疗，患者病情平稳，复查甲状腺功能五项全部正常，疗效颇佳。

【来源】周铭. 魏子孝教授治疗甲状腺功能亢进症经验. 四川中医, 2008, 26 (3): 5-6

🪷 清肝泻心汤

黄芩10g　夏枯草10g　黄连3g　生地黄10g　牡丹皮10g　赤芍10g　茯苓10g　白芍10g　麦门冬10g　玉竹10g　南沙参10g　黄精10g　甘草5g

【用法】水煎服, 每天2次, 每日1剂。

【功效】清肝泻心。

【适应证】**甲状腺功能亢进症（心肝火旺型）**。症见：烦躁易怒, 心悸不宁, 手指震颤, 口苦舌痛, 胸胁胀痛, 颈前肿大, 头晕目眩, 目胀多泪, 消瘦, 恶热多汗, 少寐多梦, 倦怠乏力, 口渴多饮。舌质红, 舌苔薄黄少津, 脉弦数。

【疗效】以本方治疗甲状腺功能亢进30例。治疗42天后, 临床痊愈（中医临床症状、体征消失或基本消失, 证候积分减少＞95%）1例, 显效（中医临床症状、体征明显改善, 证候积分减少＞70%）19例, 有效（中医临床症状、体征均有好转, 证候积分减少＞30%）9例, 无效（中医临床症状、体征均无明显改善, 甚或加重, 证候积分减少不足30%）1例。总有效率为96.6%。

【来源】罗志昂. 清肝泻心汤治疗甲状腺功能亢进症心肝火旺证的临床研究. 南京中医药大学, 2011

🪷 小柴胡汤

柴胡12g　知母12g　黄芩15g　生地黄15g　牡丹皮15g　白蒺藜15g　夏枯草15g　太子参30g　石膏30g　车前子30g　白芍20g　酸枣仁20g

【用法】水煎服, 每天2次, 每日1剂。

【功效】疏肝清火, 凉血化痰。

【适应证】**甲状腺功能亢进症（肝火夹痰型）**。症见：双侧眼球突出, 目赤肿痛, 形体消瘦, 烦躁易怒, 心悸, 手颤, 多汗烦热, 口苦, 多食, 失眠,舌红、苔黄,脉弦数。

【疗效】以本方治疗甲状腺功能亢进1例。治疗2个月后测甲状腺功能正常;突眼度下降,左眼16mm,右眼15mm。仍继续服药巩固。

【来源】许晓虹. 廖世煌治疗甲亢突眼经验. 世界中医药,2010,5(2):95-96

温经汤

吴茱萸3g 桂枝6g 牡丹皮10g 人参10g 白术10g 当归10g 川芎6g 半夏10g 麦冬10g 阿胶10g 生姜3片 甘草6g 茯苓30g 白芍10g 龟板20g(先煎) 生地黄20g 熟地黄20g 黄药子10g 柏子仁10g 生龙骨20g(先煎) 生牡蛎20g(先煎)

【用法】水煎服,每天2次,每日1剂。

【功效】温补冲任,养血化瘀。

【适应证】甲状腺功能亢进症(冲任不调、气血不足型)。症见:手颤、心慌、烦热,自汗出,乏力,手心热,颈略粗,心悸,易怒,腹胀泛恶,月经量少,甲状腺微肿,眼球轻度突出,舌淡暗苔白,脉弦。

【疗效】以本方治疗甲状腺功能亢进1例。服药2月,症状相继消失,实验室检查:T3 0.92ng/ml,T4 66.0ng/ml,TSH 1.62μIU/ml,再以六味地黄丸合乌鸡白凤丸善后。

【来源】马玉红.《金匮要略》温经汤治疗甲亢体会. 山东中医杂志,2007,26(3):169-170

调肝泻火汤联合小剂量甲巯咪唑

柴胡15g 赤芍30g 白芍30g 丹皮10g 山栀12g 夏枯草15g 郁金15g 香附12g 合欢皮30g 玄参10g 浙贝母10g 牡蛎30g 甘草9g

【用法】水煎服,每天2次,每日1剂。配合甲巯咪唑5mg,3次/天,根据甲状腺激素水平的恢复逐渐减量。

【功效】疏肝解郁,清肝泻火,软坚散结。

【适应证】甲状腺功能亢进症(心肝阴虚火旺)。

【疗效】治疗30例中,显效(主要症状消失,体质量恢复至接近发病前,心率正常，甲状腺区震颤及血管杂音消失，FT3、FT4 水平基本正常，甲状腺肿减轻约 I 度，突眼征下降约 1 级）7 例，有效（症状好转，体质量有所增加，心率减慢，甲状腺区震颤及血管杂音消失，FT3、FT4 水平有所改善）21 例，无效（症状、体征和相关检查项目均无改善）2 例，总有效率 93.3%。

【来源】董翠红. 调肝泻火汤联合小剂量甲巯咪唑治疗甲亢 60 例疗效观察. 山东医药，2011，51（49）：40

🪷 玉液汤

葛根 30g　生黄芪 30g　生山药 30g　天花粉 15g　知母 12g　五味子 6g　生鸡内金 6g

【用法】水煎服，每天 2 次，每日 1 剂。10 天为一疗程。症状稳定，病程较长的可按上药比例配制成蜜丸服用。

【功效】调治脏腑，益气养阴。

【适应证】**甲状腺功能亢进症（脏腑失调，气血逆乱，气阴两伤）。**心悸、气短、胸闷、自汗盗汗、手颤、烦燥易怒，食欲亢进，体重明显减轻，舌边尖红苔白，脉细数或有结代，或伴有眼珠突出、甲状腺肿大、月经紊乱，腹泻便溏。

【临证加减】甲状腺肿大者，可加夏枯草、玄参；手颤、心律失常者，加白芍、益智仁；腹泻重者，加补骨脂、诃子；胸胁胀满疼痛者，加柴胡、香附；烦躁失眠重者，加丹皮、炒枣仁。

【疗效】治疗 42 例，治愈（症状消失，体重增加，T3、T4 恢复正常，1 年后复查无复发者）19 例；显效（症状消失，T3、T4 有所恢复）14 例；有效（症状好转，T3、T4 无明显改变）6 例；无效（症状及 T3、T4 检查无改变）3 例，总有效率 92.86%。一般 20～30 天病情稳定，症状恢复，但 T3、T4 恢复较慢，多数患者要 4 个月以上才能渐渐恢复。

【来源】赵文学. 玉液汤治疗甲亢 42 例临床观察. 北京中医，1999，6：24

🪷 芪精平亢汤

生黄芪 40g　黄精 40g　女贞子 20g　旱莲草 20g　五味子 12g　丹参 15g　生牡蛎 30g（先煎）　夏枯草 20g　浙贝母 15g

【用法】水煎服，每天 2 次，每日 1 剂。30 天为一疗程，共治 3 个疗程。并配合甲巯咪唑 30mg/d，2 个月后根据甲状腺激素变化情况减量。

【功效】益气养阴为主，辅以平肝清火、化痰散结。

【适应证】Graves 甲亢（**气阴两虚，痰火郁结**）。症见：口干少津、潮热盗汗、心悸、震颤及消谷善饥，神倦、乏力、自汗、便溏。

【临证加减】烦渴、盗汗甚者，加玄参、麦冬；突眼甚者，加茺蔚子、决明子；心悸甚者，加酸枣仁、龙齿。

【疗效】治疗 3 个月后，30 例中，痊愈（症状、体征消失或基本消失，证候积分减少≥95%）5 例；显效（症状、体征明显改善，证候积分减少≥70%）19 例；有效（症状、体征均有好转，证候积分减少≥30%）5 例；无效（症状、体征均无明显改善，甚则加重，证候积分减少不足 30%）1 例。有效率为 96.67%。

【来源】王淑美，张文亮，李荣亨. 芪精平亢汤治疗 Graves 甲亢临床研究 中国中医急症，2006，15（2）：138－139

🪷 甲亢平汤

黄芪 30g 牡蛎 30g 生地 18g 夏枯草 18g 白芍 15g 浙贝母 12g 玄参 12g 当归 10g 柴胡 6g 陈皮 6g 甘草 5g

【用法】水煎服，每天 2 次，每日 1 剂。

【功效】理气解郁，活血化瘀，和营清热，消痰软坚。

【适应证】**甲状腺功能亢进（肝旺侮脾型）**。症见：烦躁易怒，不思饮食，并伴有乏力，自汗，大便稀薄等症。脉滑数，舌质红，苔白腻。

【临证加减】瘿肿硬痛，加桃仁、红花、炮甲珠；呼吸不畅，加瓜蒌、桔梗；声音嘶哑，加木蝴蝶、射干；吞咽不利，加代赭石、旋覆花；肝火偏旺，加龙胆草、焦山栀；汗多，加生龙骨、五味子；大便干结，加生大黄、全瓜蒌；失眠，加酸枣仁、夜交藤；眼突、手抖，加钩藤、白蒺藜；阴亏明显，加枸杞、首乌、龟板；肾阳虚较盛，加淫羊藿、巴戟天；腰膝酸软，加桑寄生。

【疗效】以本方治疗甲状腺功能亢进 108 例（其中伴有甲状腺肿大 12 例、甲状腺瘤 6 例、高血压 6 例、甲亢型心脏病 3 例），结果治愈 63 例，好转 33 例，无效 12 例，总有效率达 88.9%。本组疗程最短者 55 天，最长者 240 天。

【来源】沈炳章. "甲亢平汤"治疗甲状腺功能亢进. 江苏中医药，2002，（1）：39

当归六黄汤加减

当归 15g　黄芩 10g　黄柏 10g　生地 10g　熟地 10g　黄连 6g　黄芪 30g

【用法】水煎服，每天 2 次，每日 1 剂。

【功效】滋阴益气，降火化痰。

【适应证】**甲状腺功能亢进（阴虚少气、火郁痰结型）**。症见：心烦易激动，心慌，气短，口干舌燥，夜寐不安，不思饮食，自汗便溏，脉弱细数，舌质红，苔薄白。

【临证加减】口干咽燥者，加天花粉 30g；手抖者，加钩藤 15g、木瓜 10g；失眠者，加酸枣仁 10g、柏子仁 10g；汗多者，加浮小麦 30g；易饥者，加生石膏 50g；瘿瘤肿大明显者，加海藻 15g、山慈菇 15g、黄药子 10g、莪术 10g、三棱 10g。

【疗效】以本方治疗甲状腺功能亢进 20 例。临床治愈（自觉症状、体征基本消失，T3、基础代谢率恢复正常）10 例；显效（症状基本消失，体征明显好转，T3、基础代谢率接近正常）5 例；好转（症状、体征有改善或大部分好转，T3、基础代谢有一项改善）5 例；无效（症状、体征无改善，T3、基础代谢率持续异常）0 例，总有效率 100%。

【来源】艾都凤. 当归六黄汤加减治疗甲状腺功能亢进症. 湖北中医杂志，2006，(2)：43

甲亢方加减

柴胡 10g　黄芪 10g　法半夏 10g　土贝母 15～20g　滑石 15～20g　生牡蛎 15～20g（先煎）　玄参 10g　桔梗 10g　甘草 6g

【用法】水煎服，每天 2 次，每日 1 剂。

【功效】疏肝清热，化痰散结。

【适应证】**甲状腺功能亢进（气郁痰瘀化热型）**。症见：自觉心跳加快，动则更甚，晚上睡眠不好，梦多易醒，急躁，脾气大，怕热，汗出乏力，饮食倍增，食后不久易饥饿，口干口苦，舌质红、舌苔薄黄，脉弦滑数。

【临证加减】气滞明显者，见精神抑郁，善太息，腹胀肠鸣，两胁胀痛加香附 6g、枳壳 10g、郁金 10g，以理气疏肝；痰多者，自觉胸闷，咽喉部有痰梗阻，舌苔滑腻，脉弦滑，加制南星 6g、紫苏梗 10g 以化痰顺气；肝火盛者，见烦热面赤，手颤身抖，口苦目胀，舌红苔黄，脉弦滑数而有力者，加龙胆草 10g，夏枯草、钩藤各 15g 以清肝泻火熄风；大热口渴者，去法半夏加生石青 30g、知母 10g、天花粉 15g 以清热生津止渴；火盛伤阴者，患者日渐消瘦，五心烦热，失眠多梦，舌质干红少苔，脉弦细数，加生地黄 20g、沙参 15g、麦门冬 10g、鳖甲 30g 以滋阴清热。血瘀者，见甲状腺肿大明显，舌质紫暗，加赤芍、丹参各 15g、桃仁 10g 以活血祛瘀；气虚汗出乏力者，加炙黄芪 15g 补气固表以止汗。

【疗效】以本方治疗甲状腺功能亢进 60 例。临床治愈（自觉症状消失，甲状腺肿大、眼突及有关体征基本恢复正常，血清总 T3、T4 含量降至正常范围）25 例；显效（自觉症状基本消失，甲状腺肿大、眼突及有关休征明显减轻，血清总 T3、T4 含量接近正常）18 例；好转（自觉症状明显好转，甲状腺肿大、眼突及有关休征有所减轻，血清总 T3、T4 合量稍有下降）14 例；无效（1 白觉症状无好转或加重，甲状腺肿大、眼突及有关休征无减轻或更明，血清总 T3、T4 含量无下降或继续升高）3 例）。

【来源】胡代槐，夏度衡，骆继杰. 甲亢方加减治疗甲状腺功能亢进 60 例临床观察. 湖南中医学院学报，1989，（1）：31 - 32

🪷 双海消瘿汤

　　海藻 15g　昆布 15g　海蛤粉 15g　枯矾 10g　牡蛎 20g（先煎）代赭石 20g（先煎）　玄参 15g　白芍 15g　麦芽 15g

【用法】水煎服，每天 2 次，每日 1 剂。

【功效】和胃平肝，清热化痰，软坚消瘿。

【适应证】甲状腺功能亢进（肝郁气滞，湿痰凝结型）。症见：急躁易怒，心悸失眠，面红目赤，五心烦热，消谷善饥，多汗，舌质红、苔黄而干，脉弦数。

【临证加减】性情急躁者，加龙胆草、黑山栀；性情郁闷者，加柴胡、郁金、佛手；月经不调者，经量过多用生地、益母草，经量少用当归、川芎；心悸汗多手颤动者，用珍珠母、浮小麦、龙骨；甲状腺大者，选用甲珠、浙贝、夏枯草、黄药子；气血虚加党参、白术、黄精、山药、黄芪、鸡血藤、枸杞子、虎杖；阴虚加沙参、麦冬、龟板、鳖甲。

【疗效】以本方治疗甲状腺功能亢进60例。治愈12例,显效16例,好转24例,无效8例。总有效率86.7%。

【来源】刘静,殷建.双海消瘿汤治疗甲状腺功能亢进症——60例临床疗效观察.四川医学,1982,(5):299-300

四海舒郁汤

海藻15g 海带15g 海蛤粉10g 丹参10g 陈皮10g 昆布15g 黄药子10g 赤芍12g 枳壳10g 半夏10g 夏枯草10g

【用法】水煎服,每天2次,每日1剂。

【功效】疏肝解郁,理气消肿。

【适应证】**甲状腺功能亢进（肝郁气滞型）**。症见:急躁易怒,心悸失眠,面红目赤,五心烦热,消谷善饥,舌质红、苔黄,脉弦。

【临证加减】精神受刺激,肝气不疏的治宜疏肝理气,解郁消肿为主,以四海舒郁汤加减治疗:海藻12g,海带10g,昆布10g,木香10g,香附10g,枳壳10g,陈皮10g,柴胡10g,川楝子10g,生地12g,黄药子10g,夏枯草10g,甘草10g;哺乳期精神受刺激而发病的,治宜疏肝理气,解郁消肿兼以滋补元气,以四海舒郁汤加味治疗:海藻15g,海带15g,海螵蛸20g,青皮10g,陈皮10g,柴胡10g,赤芍10g,白芍15g,人参15g,当归10g,黄药子10g,香附10g,黄芪20g,甘草10g。

【疗效】以本方治疗甲状腺功能亢进30例。病程3个月以内,1个疗程治愈率89%,2个疗程治愈率100%;病程3~6个月,1个疗程治愈率50%,2个疗程治愈率83.39%,总治愈率达93.3%。痊愈标准:颈部弥漫性肿全部消失,各临床症状消失,基本情况良好,2个月后随访未再复发。

【来源】覃国良,莫东生.中国医学创新,2010,7(1):87-88

消瘿煎

玄参20g 生地15g 龙胆草15g 昆布15g 海藻15g 丹参20g 夏枯草15g 浙贝母10g 生牡蛎30g 黄药子30g 生石膏30g 知母15g 山慈菇30g 白芍15g 龟板15g

【用法】水煎服,每天2次,每日1剂。

【功效】疏肝解郁，滋阴清热。

【适应证】**甲状腺功能亢进（肝郁化火，阴虚内热型）**。症见：多食善饥，性急易怒，烦热口苦，头晕腰酸，心慌气短，易出汗，面红有灼热感，尿黄便结，舌红尖赤、苔黄浊，脉弦细而数。

【临证加减】内热甚者，酌加川黄连、黄芩等；如汗出多或疲乏明显，或血白细胞减少者，酌加黄芩、党参、当归、首乌；咽喉阻塞感明显者，酌加射干、山豆根；痰多者，酌加制南星、浮海石等；眼球突出明显者，酌加白蒺藜、茺蔚子；心悸明显者，酌加酸枣仁、龙齿、柏子仁；临床症状减轻或消失、甲状腺肿大明显者，酌加炮甲、莪术、漏芦、王不留行等。

【疗效】以本方治疗甲状腺功能亢进49例。服药3个月后，治愈（症状、体征消失，T3、T4恢复正常者）28例，显效（症状、体征明显好转，T3、T4接近正常者）11例，好转（症状、体征好转，T3、T4有下降者）7例，无效（经治疗后症状无好转，体征无改善，T3、T4无明显改变者）3例，总有效率为93.8%。

【来源】高章武.消瘿煎治疗甲状腺功能亢进49例小结.江西中医药，1995，(1)：25

🪷 龟鳖甲亢汤

龟甲15g（先煎） 鳖甲15g（先煎） 贝母15g 牡蛎20g（先煎） 葛根15g 熟地黄20g 石决明20g 珍珠母20g 决明子15g 黄芪30g 夏枯草20g 天葵子14g

【用法】水煎服，每天2次，每日1剂。

【功效】平肝潜阳，清肝明目。

【适应证】**甲状腺功能亢进症（肝阳亢盛型）**。症见：形体消瘦、消谷善饥、性急易怒、口渴欲饮、突眼明显，双手闭眼平伸震颤，双侧甲状腺弥漫肿大。舌质绛，苔黄燥，脉细数。

【临证加减】痰凝顽固者，加瓦楞子、蛤蚧；阴虚阳亢盛者，加五味子、连翘、牡丹皮；肝火亢盛，加女贞子、龙胆草；血虚者，加当归、白芍、何首乌；气虚者，加党参。

【疗效】以本方治疗甲状腺功能亢进38例。结果治愈（临床症状消失，甲状腺片抑制试验、TSH、T3、T4、T3/T4比值均恢复正常，随访2年未复发）16 例；显效（临床主要症状基本消失，甲状腺激素检查 90% 恢复正常，随访 2 年未复发）14 例；好转（临床主要症状改善，甲状腺激素检查，各项参数基本接近正常，随访 1 年未加重）7 例；无效（临床症状未愈，甲状腺素检查与治疗前相比未见改善）1 例。总有效率 97.3%。

【来源】李振东，刘召．龟鳖甲亢汤治疗甲状腺功能亢进症 38 例．甘肃中医．2009，22（12）：30 - 31

羚夏龙珠汤

羚羊角 10g　夏枯草 15g　钩藤 10g　珍珠母 10g（先煎）　煅龙骨 10g（先煎）　煅牡蛎 10g（先煎）　西洋参 10g　山药 10g　鳖甲 10g（先煎）　旱莲草 12g　浙贝母 10g　丹参 15g　柴胡 15g

【用法】水煎服，每天 2 次，每日 1 剂。

【功效】清热泻火，解郁散结。

【适应证】甲状腺功能亢进症（心肝火郁型）。症见：颈前轻度或中度肿大，柔软光滑无结节，心烦易怒，恶热自汗，面部烘热，口苦咽干，食欲亢进，目突手颤，大便量多，舌质红、苔黄燥，脉弦数。

【疗效】以本方治疗甲状腺功能亢进 100 例。结果临床控制（症状消失，体重增加，脉率正常，甲状腺区震颤及血管杂音消失，甲状腺肿及突眼征减轻，各项实验室检查项目恢复正常）26 例，显效（主要症状消失，体重增加，脉率基本正常，甲状腺区震颤及血管杂音消失，甲状腺肿及突眼征减轻，血清 TT4、TT3、TSH 水平基本正常，甲状腺片或 T3 抑制试验阳性，甲状腺免疫学检查基本正常）42 例，有效（症状好转，脉率减慢，甲状腺肿缩小，血管杂音减轻，血清 TT4、TT3、TSH 水平基本正常，甲状腺片或 T3 抑制试验阴性）18 例，无效（症状、体征、实验室检查，均无明显改善）14 例，总有效率 86%。

【来源】芦长海．羚夏龙珠汤治疗甲亢 100 例．中医研究，1999，12（3）：36 - 37

痛泻要方合香连丸方

黄芪 30g　桂枝 2.4g　炒白芍 9g　苍术　白术各 9g　枳壳 6g　陈皮 6g　海藻 9g　煅龙骨　煅牡蛎各（先煎）30g　香连丸（吞）3g

远志 9g　酸枣仁 9g　檀香 1.5g　生麦芽 30g

【用法】水煎服，每天 2 次，每日 1 剂。

【功效】补中健脾，熄风。

【适应证】甲状腺功能亢进症（**肝风煽动，脾失健运型**）。症见：形体消瘦，乏力，烦躁易怒，午后身冷阵作，纳谷不馨，腹痛便溏，日行 2～3 次。

【疗效】典型病例：某患者，连服 1 月余，两手震颤锐减，多汗、心悸也平，精神渐振，胃纳转馨，大便转实，心率 84/分，律齐，T3、T4 恢复正常，去海藻、香连丸，续服 2 个月，以巩固疗效。随访多年，各指标均在正常范围。

【来源】吴大真，高淑艳，刘学春，等．现代名中医甲亢加减治疗绝技．北京：科学技术文献出版社，2005，(7)：155－156

🪷 茅枯枳草散

白茅根 100g　夏枯草 100g　枳壳 10g　甘草 20g

【用法】上药共研细末，过 100 目筛，装瓶备用。每日 3 次，每次 1.5～3g，温开水送服。7 日为 1 个疗程。

【功效】清肝泻胃生津。

【适应证】甲状腺能亢进（**肝火犯胃型**）。症见：瘿肿中度肿大，质软光滑，烦渴多饮，眼突指颤，面部烘热，多食善饥，消瘦便秘。

【来源】刘国政，王惟恒．甲状腺疾病千家妙方．北京：人民军医出版社，2012：70

🪷 昆布汤

昆布 30g　全蝎 1 只

【用法】头煎加水约 500ml，先泡 20 分钟，武火煮沸后，改小火再煮沸 30 分钟，取液约 200ml；二煎，加水约 400ml，武火煮沸后，改小火再煮沸 30 分钟，取液约 200ml；两煎药汁混合后，分成 2 份。全蝎焙焦研末等份，以药液送服，每天 2 次，每日 1 剂。

【功效】理气解郁，化痰消瘿。

【适应证】甲状腺功能亢进（**气郁痰阻型**）。症见：瘿肿质软不痛，喉间如堵，急躁易怒，胸闷胁痛，手指微颤，病情波动与情绪有关。

【来源】郭爱廷．实用单方验方大全．北京：北京科学技术出版社，2011：182

🪷 熟地归杞汤

熟地黄 30g　当归 15g　枸杞 15g　羌活 15g　泽泻 5g

【用法】水煎服，每天 2 次，每日 1 剂。

【功效】滋阴潜阳。

【适应证】**甲状腺功能亢进症（阴虚阳亢型）**。症见：怕热，多汗，易激怒，纳亢伴消瘦，特殊眼征（突眼），甲状腺弥漫性肿大，脉细数等。

【来源】刘国政，王惟恒．甲状腺疾病千家妙方．北京：人民军医出版社，2012：72

🪷 蒲公英煎

蒲公英 60g

【用法】水煎服，剩下 1 份趁热熏洗，每天 1 次。

【功效】清热解毒，清肝明目。

【适应证】**甲状腺功能亢进症（肝火亢盛型）**。症见：面红目赤、烦躁易怒、口干舌燥、食欲亢进，或皮肤瘙痒、眼球突出、甲状腺肿大等典型的甲亢症状。

【疗效】临床验证，用本方治疗甲亢术后突眼加重症 3 例，效果良好。

【来源】刘国政，王惟恒．甲状腺疾病千家妙方．北京：人民军医出版社，2012：72

🪷 平突汤

夏枯草 20g　生牡蛎 30g（先煎）　丹参 15g　白芍 15g　刺蒺藜 12g　决明子 12g　白菊花 10g　浙贝母 10g　生甘草 5g

【用法】水煎服，每天 2 次，每日 1 剂，连服 6~8 周。然后改服散剂，即上药研末，每次 20g，每日 2 次，2 个月为 1 个疗程。

【功效】清肝明目，滋肾养肝，涤痰散结，活血通络。

【适应证】**甲状腺功能亢进突眼症（阴虚肝旺）**。症见：日渐消瘦，饮食倍增，常有饥饿感，并伴有全身无力，心悸，自汗，失眠、多梦、大便稀薄等症。脉滑数，舌质红，苔白腻。检查：两眼球突出，甲状腺肿大。

【疗效】经临床观察，治疗后全部患者突眼度及超声球后间隙检查均较治疗前缩小。

【来源】刘国政，王惟恒．甲状腺疾病千家妙方．北京：人民军医出版社，2012：73

🪷 固本消瘰汤

黄芪 15g　桔梗 10g　太子参 15g　夏枯草 15g　赤芍 15g　白芍 15g　青葙子 10g　煅牡蛎 30g（先煎）　蜂房 15g

【用法】水煎服，每天 2 次，每日 1 剂。

【功效】益气养阴，散结祛瘀，固本培元。

【适应证】**甲状腺功能亢进合并浸润性突眼症（气阴不足，肝郁火炽痰凝）**。症见：颈前肿大，目胀多泪，烦躁易怒，手指震颤，伴心悸不宁，多汗，倦怠乏力，多食消瘦；舌苔白腻，脉沉细涩。

【临证加减】肝郁气滞甚者，加柴胡、郁金、枳壳；阴虚火旺甚者，加龟板、麦冬、北沙参；目赤肿胀甚者，加木贼、密蒙花、谷精草；气滞血瘀甚者，加桃仁、红花；瘿瘤肿大甚者，加鳖甲、贝母。

【疗效】在低碘饮食，给予甲巯咪唑 20mg/d、普萘洛尔 10mg/d 进行常规治疗的基础上，结合本方治疗 6 个月。30 例患者中，临床治愈（眼部自觉胀痛、畏光、流泪等症状消失，眼球明显回缩，眼球突出度 <18mm，或较前减少 3mm 以上）14 例，显效（眼部自觉症状消失，眼球突出度较前减少 2mm 以上）8 例，有效（眼部自觉症状好转，眼球突出度减少 1～2mm）7 例，无效（眼部自觉症状改善，但眼球突出度无明显变化或较前减少 <1mm）1 例，总有效率 96.66%。

【来源】王雷，陈晓雯，张进军，等. 固本消瘰汤治疗甲亢合并浸润性突眼 30 例临床观察. 四川中医，2012，30（12）：72－74

🪷 七味白术散

党参 15g　白术 15g　茯苓 10g　秦皮 10g　吴茱萸 10g　茯苓 10g　木香 10g　藿香 10g　葛根 15g　砂仁 10g　石榴皮 10g

【用法】水煎服，每天 2 次，每日 1 剂。

【功效】健脾益气，温中散寒。

【适应证】**甲状腺功能亢进性腹泻（虚寒型）**。临床表现：大便溏泻，或完谷不化，腹胀，腹中冷痛，食欲减退，精神不振，四肢欠温，舌淡苔白，脉细弱等。

【临证加减】伴腹痛加元胡、白芍、五灵脂；伴腹胀加枳实、川厚朴；寒重者加附子、干姜、肉桂。

【来源】吴大真，高淑艳．现代名中医甲亢甲减治疗绝技．北京：科学技术文献出版社，2005，117

顾伯华甲亢验方

生地黄12g　玄参12g　麦冬9g　生牡蛎30g（先煎）　生龟甲15g（先煎）　生鳖甲15g（先煎）　女贞子12g　夏枯草12g　海藻12g　青葙子12g　青礞石30g（先煎）　丹参12g　莪术12g

【用法】水煎服，每天2次，每日1剂。

【功效】养阴潜阳，化痰散结。

【适应证】甲状腺瘤并甲状腺功能亢进症（阴虚阳亢型）。症见：甲状腺肿大，伴有体重减轻、心悸、汗多、善饥、性情急躁、两手震颤、眼突。

【疗效】以本方治疗甲状腺功能亢进1例。上方加减连服3个月后，甲状腺恢复正常，眼突已不明显，心悸汗出消失，两手不震颤，体重增加2.5kg。

【来源】陆德铭，马绍尧．著名老中医顾伯华教授在外科临床运用养阴法的经验．上海中医药杂志，1980，(5)：6-9

青柿膏

青柿子1000g　蜂蜜适量

【用法】将青柿子洗净，切碎捣烂，用干净的纱布绞汁放在锅中，先用大火烧沸，再用文火煎熬至黏稠状，加入蜂蜜后煎至浓稠状，待温热后装瓶备用。每日2次，每次1汤匙，以沸水冲服，连服10~15天。

【功效】清热泻火。

【适应证】甲状腺功能亢进（肝火亢盛型）。症见：面红目赤、烦躁易怒、口干舌燥、食欲亢进，或皮肤瘙痒、眼球突出、甲状腺肿大等典型的甲亢症状。

【来源】刘国政，王惟恒．甲状腺疾病千家妙方．北京：人民军医出版社，2012：73

佛手粥

佛手9g　海藻15g　粳米60g　红糖适量

【用法】将佛手、海藻用适量水煎汁去渣后，再加入粳米、红糖煮成粥即成。每日 1 剂，连服 10～15 天。

【功效】疏肝清热。

【适应证】**甲状腺功能亢进（肝郁化火型）**。症见：烦躁易怒、精神抑郁、食欲亢进，或皮肤瘙痒、眼球突出、甲状腺肿大等典型的甲亢症状。

【疗效】连服 10～15 天，能够疏肝清热，调整精神抑郁，情绪改变。

【来源】刘国政，王惟恒. 甲状腺疾病千家妙方. 北京：人民军医出版社，2012：73

🌸 川贝海带粥

　　川贝母 15g　海带 15g　丹参 15g　薏苡仁 30g　冬瓜 60g　红糖适量

【用法】川贝、丹参先煎汤后去渣，入其他味煮粥吃。每日晨起空腹温服，连服 15～20 天。

【功效】润肺健脾。

【适应证】**甲状腺功能亢进（肺脾虚弱型）**。症见：日渐消瘦，饮食倍增，常有饥饿感，并伴有四肢无力，自汗，大便稀薄等症。脉弱，舌质淡红，苔白腻。检查：两眼球突出，甲状腺肿大。

【来源】刘国政，王惟恒. 甲状腺疾病千家妙方. 北京：人民军医出版社，2012：74

🌸 紫菜萝卜汤

　　紫菜 15g　陈皮 15g　白萝卜 250g　食盐少许

【用法】将紫菜、陈皮、白萝卜、食盐加水约 500ml，先泡 20 分钟，武火煮沸后，改小火再煮沸 30 分钟，每日 1 次服食，可常服。

【功效】理气化痰消瘿。

【适应证】**甲状腺功能亢进（气郁痰阻型）**。症见：瘿肿质软不痛，喉间如堵，急躁易怒，胸闷胁痛，手指微颤，病情波动与情绪有关。

【来源】刘国政，王惟恒. 甲状腺疾病千家妙方. 北京：人民军医出版社，2012：75

🌸 紫草海蜇皮粥

　　紫菜 10g　麻油 10g　海蜇皮 10g　糯米 100g　猪肉末 50g　调味品适量

【用法】将紫菜、麻油、海蜇皮、糯米、猪肉末、调味品加水约 500ml，先泡 20 分钟，武火煮沸后，改小火再煮沸 30 分钟，每日 1 次服食，可常服。

【功效】清热化痰，软坚消瘿。

【适应证】**甲状腺功能亢进（痰热互结型）**。症见：甲状腺肿大，触之疼痛，突眼，双手颤抖，喉中异物感，咳嗽有痰，色黄质稠，舌质红，苔黄腻，脉滑数。

【来源】刘国政，王惟恒．甲状腺疾病千家妙方．北京：人民军医出版社，2012：76

🪷 五汁饮

鸭梨 1 只　鲜藕 1 节　甘蔗（削皮）1 段　荸荠 15 个　白萝卜 1 个

【用法】将 5 种食品，分别切碎后，榨取汁，装入瓶中，混匀。每次服 20 ~ 30ml，每日 2 次。

【功效】理气化痰消肿。

【适应证】**甲状腺功能亢进症（气郁痰阻型）**。症见：怕热，多汗，易激怒，纳亢伴消瘦，特殊眼征（突眼），甲状腺肿大，脉细数等。

【来源】刘国政，王惟恒．甲状腺疾病千家妙方．北京：人民军医出版社，2012：79

🪷 海参丹皮粥

海参 30g　丹皮 15g　粳米 150g

【用法】将丹皮加水煎汤去渣取汁，加入水发海参、粳米，煮粥即成。用法：每日 1 次，连服 7 ~ 15 天。

【功效】清肝泻火，滋阴凉血。

【适应证】**甲状腺功能亢进（肝火亢盛型）**。症见：面红目赤、烦躁易怒、口干舌燥、食欲亢进，或皮肤瘙痒、眼球突出、甲状腺肿大等典型的甲亢症状。

【来源】刘国政，王惟恒．甲状腺疾病千家妙方．北京：人民军医出版社，2012：80

🪷 夏枯草茶

夏枯草 30g

【用法】头煎加水约500ml，先泡20分钟，武火煮沸后，改小火再煮沸30分钟，取液约200ml；二煎，加水约400ml，武火煮沸后，改小火再煮沸30分钟，取液约200ml；两煎药汁混合后，代茶水饮用，每日1剂。

【功效】清热化痰，软坚消肿。

【适应证】**甲状腺功能亢进症（痰结互结型）**。症见：颈前肿块，按之较硬或有结节，胸闷憋气，眼球突出，心烦善怒，喉间有痰，吞咽不爽，食少便溏；舌质暗，苔白厚腻，脉沉弦或沉涩。

【来源】刘国政，王惟恒. 甲状腺疾病千家妙方. 北京：人民军医出版社，2012：81

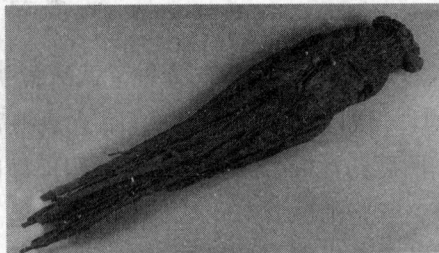

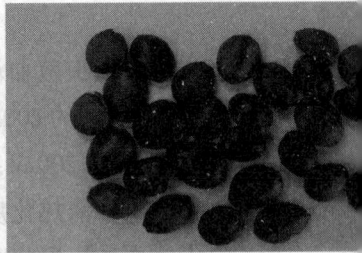

第三章
甲状腺功能减退症

　　甲状腺功能减退症（简称甲减），是由多种原因引起的甲状腺素（TH）合成、分泌或生物效应不足所致的一组内分泌疾病。本病发病隐匿，病程较长，症状主要表现以代谢率减低和交感神经兴奋性下降为主，病情轻的早期患者可无特异症状。典型患者可有颜面水肿、面色苍白、唇厚舌大、多齿痕、表情呆滞、反应迟钝、声音嘶哑、听力障碍、皮肤干燥、粗糙、脱皮屑、皮肤温度低、毛发稀疏、脱落、脉率缓慢等临床表现。本病不仅发病率高，而且危害较大，一旦发病，多病情较重，病机复杂，并发症多，常可同时伴有（或导致）心血管、脑血管、消化、呼吸、肾上腺、性腺等多系统多脏器的损害，病情严重者可发生甲减危象、心肾功能衰竭等严重的并发症，甚至危及生命。

　　本病根据甲状腺功能减低的程度分为临床甲减和亚临床甲减。临床甲减按传统分为原发性甲减和继发性甲减；原发性甲减指病变在甲状腺本身，如甲状腺先天异常，甲状腺自身免疫性疾病、缺碘、甲状腺手术或放射治疗等造成的甲状腺功能减退；继发性甲减指病变不在甲状腺，而在垂体或下丘脑，也称中枢性甲减。亚临床甲减仅有血清 TSH 增高，但是血清 T3 或 T4 正常，部分可发展为临床甲减。

　　西医学主要采用甲状腺激素替代疗法，但没有从根本上解决甲减病因，缓解所有症状，调整剂量难以掌握，不良反应比较多，毒副作用大，并且部分病人耐受性较差，可诱发心肌缺氧，发生心绞痛，甚至心梗、心衰等。国外有研究也表明，过量甲状腺激素是发生动脉纤维化的危险因子。中医治疗本病，主要从调节整体着手，疗效比较乐观，并且没有出现明显的副作用。

第一节　原发性甲状腺功能减退症

❀ 补肾填精方

何首乌50g　黄芪30g　熟地黄25g　仙灵脾10g　菟丝子10g　仙茅10g　肉桂10g　党参20g

【用法】水煎服，每天2次，每日1剂，连续服用3~4个月。然后以汤剂为基础方，制成胶囊吞服，每天3次，每次4粒。服药期间，停服一切中西药。并嘱患者治疗不可过急，除积极治疗外，要注意保暖、饮食和调摄精神。

【功效】温肾填精，益气健脾。

【适应证】甲状腺功能减退症（脾肾阳虚型）。症见：畏寒，腰膝酸软，倦怠乏力，食欲不振，心悸，面色苍白，脉弱或沉细。若女性亦可见月经不调，性冷淡，男性可见阳痿等证。化验室检查血浆蛋白结合碘（PBI）低于正常值。

【临证加减】若阳虚畏寒明显者，加附子10g；若性功能衰退者，加巴戟天10g、阳起石10g；若脾虚泄泻者，加补骨脂15g、白术15g；若兼有浮肿者，可酌加泽泻15g、茯苓15g；若兼大便秘结者，加肉苁蓉10g，并以生地黄易熟地；若颈部有瘿瘤者，可加牡蛎、浙贝母、玄参各20g。

【疗效】以本方治疗甲状腺功能减退126例，结果治愈65例（临床症状消失，PBI检查恢复正常，停药半年后未复发），显效58例（经治疗后临床症状明显缓解。PBI接近正常），无效3例（经治疗后临床症状及PBI无改变），总有效率97.6%。

【来源】梁军，张洁玉. 补肾填精方治疗甲状腺功能减退症126例. 中国中医药科技，2001，8（4）：210

❀ 温阳通络方

肉桂（后下）6g　制附子（先煎）10g　山萸肉10g　车前子

（包煎）10g　赤芍10g　牛膝各10g　山药20g　熟地黄24g　茯苓15g　丹参15g

【用法】水煎服，每天2次，每日1剂，同时应用通心络胶囊（石家庄以岭药业股份有限公司生产），每次2~3粒，3次/日。1月一疗程，连用2个疗程。

【功效】温补肾阳，活血通络。

【适应证】甲状腺功能减退症（心肾阳虚、脉络不通型）。症见：神疲乏力，四肢倦怠，面色不华，畏寒肢冷，反应迟钝，记忆力减退，水肿，腹胀纳差，肌肤粗糙或甲错，语声低沉，胸闷。舌体胖大质暗淡或有齿痕，脉沉迟或沉缓。

【临证加减】气虚症状明显者，加用生黄芪；胆结石者，加用鸡内金；血虚症状明显者，加用当归；便秘者，加肉苁蓉等。

【疗效】以该法治疗甲状腺功能减退（心肾阳虚、脉络不通型）患者33例，显效14例，有效17例，无效2例，总有效率93.9%。

【来源】李莉，税文辉，王新英．温阳与通络并用治疗甲状腺功能减退症33例．陕西中医，2008，29（5）：546~547

🪷 益气温阳活血方

制附子6g　党参15g　黄芪20g　茯苓20g　白术12g　甘草5g　淫羊藿10g　熟地黄15g　丹参10g

【用法】水煎服，每天2次，每日1剂，连续服用3个月为1个疗程。

【功效】益气温阳活血。

【适应证】甲状腺功能减退症（阳虚血瘀型）。症见：出汗减少，怕冷，动作缓慢，精神萎靡，嗜睡，智力减退，食欲欠佳，体重增加，大便秘结等。

【临证加减】阳虚甚者，加肉桂、鹿角胶、细辛；阳虚水泛者，加泽泻、薏苡仁等；水气凌心射肺者，加葶苈子、泽泻等；气虚甚者，加太子参、五味子；瘀血明显者，加莪术、桃仁、红花等。

【疗效】以本方治疗甲状腺功能减退60例，用单纯中医益气温阳活血法治疗者23例；配合西药甲状腺片补充治疗者37例，其中有30例患者在加用中药后，西药使用剂量有所减少。结果痊愈44例，显效9例，有效7例，无效0例。显效率为88.33%。

【来源】徐小萍．益气温阳活血法治疗甲状腺功能减退症60例．湖北中医学院学报，2002，4（4）：

🪷 温化汤

菟丝子 30g　茯苓 30g　川牛膝 30g　土茯苓 30g　淫羊藿 20g　黄芪 20g　山药 20g　白术 20g　苍术 15g　桂枝 15g　木香 10g

【用法】水煎服，每天 2 次，每日 1 剂，1 个月为一疗程。如病情稳定后，可以上方加冬虫夏草 10～30g，共研细面，每次 5g，每日 2 次冲服。

【功效】益气温阳，活血祛瘀。

【适应证】**甲状腺功能减退症（阳虚血瘀型）**。症见：畏寒肢冷、疲乏无力、皮肤苍白或呈桔黄色、颜面手足肿胀、腹胀便秘、思维及反应迟钝、心率慢等。

【临证加减】便秘者，加制首乌 20g、肉苁蓉 20g、沙苑子 20g；水肿明显伴血瘀者，加益母草 20g、路路通 10g。

【疗效】以该法治疗甲状腺功能减退患者 14 例，1 个疗程治愈 8 例，2 个疗程治愈 1 例，3 个疗程以上治愈 3 例，好转 1 例，未愈 1 例，经随访 3 年以上，病情稳定者 7 例，总有效率为 86%。

【来源】刘臣，崔岚，孙立萍. 温化汤治疗甲状腺功能减退症疗效观察. 陕西中医，2010，31（12）：1611～1612

🪷 健脾疏肝汤

黄芪 15g　党参 12g　白术 10g　茯苓 10g　郁金 10g　元胡 10g　陈皮 9g　木香 9g　厚朴 9g　鸡内金 9g　白芍 9g　夜交藤 9g　甘草 6g

【用法】水煎服，每天 2 次，每日 1 剂，3 个月为一疗程。

【功效】健脾和胃，疏肝解郁。

【适应证】**甲状腺功能减退症（脾虚肝郁型）**。症见：患者均有不同程度的面色黄苍白，神疲乏力，记忆力下降，食欲不振，腹胀，胁肋胀痛或窜痛，睡眠差，大便时干时稀。舌淡体胖有齿痕，苔白，脉弦弱。

【疗效】以本方治疗甲状腺功能减退证属脾虚肝郁型 26 例，结果：15 例痊愈；8 例显效；无效 3 例。

【来源】贾春容. 健脾疏肝法治疗甲状腺功能减退症 26 例. 浙江中医杂志，2005，40（5）：201

🪷 九味暖肾汤

熟地30g　山药30g　山萸肉10g　补骨脂10~15g　肉桂6~9g
泽泻10g　肉豆蔻10g　鹿角片10g　吴茱萸10~15g

【用法】水煎服，每天2次，每日1剂，10剂为一疗程。

【功效】温阳补虚，填精益髓。

【适应证】**甲状腺功能减退症（阳虚精亏型）**。症见：不同程度的乏力、疲倦、少气懒言、畏寒、恶风、形寒肢冷、欲得衣被、手足不温、毛发脱落、舌淡、苔薄或腻、脉沉缓或迟；或伴有脊背冷痛、恶寒；大便稀溏；五更泄泻；甲状腺肿大等症。

【临证加减】脊背冷痛甚者，加黑附子5~10g；五更泄泻者，补骨脂、肉豆蔻加量；夜尿频多，加桑螵蛸5g、益智仁10~15g。

【疗效】以本方治疗甲状腺功能减退56例，服用9个疗程。结果显效34例，有效15例，无效7例，总有效率87.5%。

【来源】李发荣，周慧泽，李茂倍．九味暖肾汤治疗甲减56例分析．实用中医内科杂志．2003，17（5）：410

🪷 右归丸加味

熟地黄15g　炒山药30g　山茱萸9g　枸杞子15g　鹿角胶15g
菟丝子30g　杜仲15g　当归10g　肉桂6g　制附子10g　淫羊藿15g
黄芪30g　党参15g　炒白术15g　茯苓15g　炙甘草9g

【用法】上药按1∶5容积比加水浸泡30分钟，加热煎煮40分钟，滤取煎液，复渣，煎煮时间同前，两次煎液合并，浓缩至约300ml，分早、晚饭前温服，日1剂。连续观察12周，病情缓解后，原方加工为水丸或蜜丸继服。

【功效】温补肾阳，填精补髓。

【适应证】**老年甲状腺功能减退症（肾阳虚型）**。症见：畏寒肢冷，疲乏无力，嗜睡厌食，反应迟钝，表情淡漠、痴呆，声音粗哑，懒言，体态臃肿，浮肿身重，皮肤苍白或萎黄、干燥粗厚，毛发干枯脱落，脉迟而缓。

【疗效】以本方治疗老年甲状腺功能减退26例，结果临床症状、甲状腺功能治疗前后均有显著性差异，有较明显改善。

【来源】冯建华，刘玉健．右归丸加味治疗老年甲状腺功能减退症．山东中医药大

学学报，2006，30（1）：42-43

加味肾气汤

肉桂3g　制附子10g　熟地10g　山萸肉10g　淮山药10g　茯苓15g　丹皮10g　泽泻10g　当归10g　川芎10g

【用法】水煎服，每天2次，每日1剂，以4周为一疗程。

【功效】温补肾阳。

【适应证】**原发性甲状腺功能减退症（肾阳亏虚）**。症见：畏寒肢冷，疲乏无力，嗜睡厌食，反应迟钝，表情淡漠，痴呆，声音粗哑，懒言，体态臃肿，浮肿身重，皮肤苍白或萎黄、干燥粗厚，毛发干枯脱落，脉迟而缓等；基础代谢率（BMR）降低。实验室检查：T3、T4、FT3、FT4降低，TSH增高，或甲状腺球蛋白抗体（TGAB）及甲状腺微粒体抗体（TMAB）阳性；血压偏低；心电图有低电压、T波低平或倒置等改变。

【疗效】以本方治疗原发性甲状腺功能减退30例，共2个疗程。结果显效10例（治疗后症状体征基本消失；实验室检查恢复到正常范围），有效17例（治疗后症状体征明显改善；实验室检查明显好转），无效3例（治疗后症状体征无明显改善；实验室检查好转不明显），总有效率90.0%。

【来源】张舒．温补肾阳法治疗原发性甲状腺功能减退症肾阳亏虚证的临床研究．南京中医药大学，2009（硕士学位论文）

加味补中益气汤

生黄芪30g　白术10g　党参15g　陈皮14g　柴胡14g　升麻6g　当归10g　生甘草10g　仙灵脾30g　黄精30g　巴戟天10g

【用法】加味补中益气汤煎剂由陕西省中医院煎药室统一提供，每日1剂，早晚温服，每次150ml（每付中药统一由该院高压浓缩煎药机煎煮为300ml药液，分装2袋）。配合口服左旋甲状腺素片：起始剂量12.5μg，每日1次，每2周增加12.5~25μg至100μg，待甲状腺功能接近正常或正常后减量用药，直至最小维持剂量50μg，每日1次。连续服用3个月。

【功效】健脾益气，温补中阳。

【适应证】**原发性甲状腺功能减退症（脾肾阳虚型）**。症见：畏寒肢冷，或面浮肢肿，神疲乏力，纳呆腹胀，言语迟缓，神情淡漠或嗜睡；面色少华或萎黄，或口唇爪甲无华，皮肤干燥甚则脱屑，失眠健忘。可伴有胸腹满闷，周身沉重，体重增加，便溏或便秘，脱发，心悸，耳聋；男子可见性欲减退，阳痿；妇女可见月经量少色淡、经行不畅、闭经等月经紊乱之症；舌淡胖或有齿痕，苔白滑。脉缓弱或沉迟。

【疗效】以本方治疗原发性甲状腺功能减退症 27 例，其中显效 13 例，中医临床症状及体征畏寒肢冷、神倦嗜睡、胸腹胀闷、腰膝冷痛、肢肿尿少、神疲乏力等临床主要症状明显改善，TSH 维持在正常水平（＜4mU/L）；有效 12 例，中医临床症状及体征减轻，TSH 下降超过治疗前的 20%，但未达到显效标准；无效 2 例，中医临床症状及体征改善不明显或无改善，TSH 无变化或下降未达到有效标准，总有效率 92.59%。

【来源】王欢. 加味补中益气汤治疗原发性甲状腺功能减退症的临床观察. 陕西中医学院，2011（硕士学位论文）

❀ 二仙参附汤

仙茅 15g　淫羊藿 20g　党参 30g　制附子 10g　黄芪 50g　桂枝 15g　茯苓 25g　白术 20g　泽泻 20g　苍术 20g　生地黄 15g　川芎 9g　木香 6g　厚朴 9g　干姜 5g　炙甘草 10g

【用法】水煎服，每天 2 次，每日 1 剂；同时口服左旋甲状腺素片（德国默克里昂制药公司生产，批号 117835）治疗，根据患者年龄、体重、心脏情况及甲减的病程和程度不同，起始剂量为 25μg，每日 1～2 次，逐步加量至 100～150μg，每日 1 次；两种药物均连续服用 8 周。

【功效】温肾回阳散寒，益气健脾，化气利水。

【适应证】**原发性甲状腺功能减退症［脾肾阳（气）虚型］**。症见：面色萎黄或苍白，腰膝酸软，畏寒肢冷，神倦嗜睡，胸腹胀闷，浮肿（非凹陷性），纳少，舌淡胖、边有齿印，苔白滑或白，脉细弱或沉细。

【疗效】以本方治疗原发性甲状腺功能减退证属脾肾阳（气）虚型 62 例，结果痊愈 36 例（脾气虚、肾阳虚的临床症状、体征消失或基本消失，证候积分减少≥95%）；显效 20 例（脾气虚、肾阳虚的临床症状、体征明显改善，证候积分减少≥70%）；有效 4 例（脾气虚、肾阳虚的临床症状、体征均有好转，证候积分减少≥30%）；无效 2 例（脾气虚、肾阳虚的临床症状、体征无明显改善，证候积分减少不足30%），总有效率为96.77%。

【来源】罗试计，何复忠，黄茂政．二仙参附汤治疗原发性甲状腺功能减退症．中国实验方剂学杂志，2012，18（3）：220～221

疏肝健脾活血方

柴胡10g　当归10g　白芍10g　白术10g　茯苓10g　生甘草10g
郁金10g　川芎10g　小青皮10g

【用法】水煎服，每天2次，每日1剂，连续服用3个月。同时口服优甲乐片，每次25μg，每日1次，早晨顿服，并逐渐增加剂量至TSH水平正常，连续服药3个月后停药。

【功效】疏肝健脾活血。

【适应证】亚临床甲状腺功能减退症（肝郁脾虚血瘀型）。症见：患者颈部不适症状，甲状腺轻中度肿大，轻度乏力，畏寒肢冷感等症。实验室检查：血清游离甲状腺素（FT4）或总甲状腺素（TT4）正常，促甲状腺素（TSH）增高≥5mU/L，并排除药物性、继发性及先天性甲状腺疾病所致者。

【临证加减】若颈部不适、甲状腺肿大者，加生牡蛎20g、黄药子10g、制半夏10g、浙贝10g；若神疲乏力者，加党参10g、生黄芪15g；若怕冷者，加制附子15g、仙灵脾10g。

【疗效】以本方治疗亚临床甲状腺功能减退28例，结果：停药半年后显效（临床症状消失，FT4、TSH正常，甲状腺球蛋白抗体TGAB、甲状腺微粒体抗体TMAB正常或接近正常，甲状腺明显缩小至少有Ⅰ度差）10例；有效（为临床症状改善，TSH下降≥5mU/L，TGAB、TMAB有下降但未接近正常，甲状腺肿大有所缩小）15例；无效（为临床症状无改善，TSH恢复原来水平甚至升高，TGAB、TMAB无下降）3例，总有效率89.3%。且与对照组（口服优甲乐片）比较差异有显著性（$P < 0.05$）。

【来源】方立曙，盛燮荪．疏肝健脾活血法治疗亚临床甲状腺功能减退28例——附单用优甲乐治疗24例对照．浙江中医杂志，2004，39（9）：385

右归丸加味联合优甲乐

淫羊藿20g　补骨脂15g　菟丝子15g　肉苁蓉20g　黄芪24g　枸

杞子15g　鹿角胶15g　山茱萸15g　山药12g　杜仲15g　制附子5g

当归15g　党参15g

【用法】水煎服，每天2次，每日1剂；同时口服小剂量优甲乐（德国默克制药公司，批号 H20070912）治疗，25～50μg，每日1次，连续治疗3个月。

【功效】温阳益气，脾肾双补。

【适应证】**亚临床甲状腺功能减退症（脾肾阳虚型）。**

【临证加减】腰痛甚者，加杜仲、怀牛膝、续断各15g；面部及四肢肿胀明显者，加泽泻、车前子各15g；甲状腺肿大者，加浙贝母10g、牡蛎20g、夏枯草20g。

【疗效】以本方治疗亚临床甲状腺功能减退40例，结果显效29例，有效8例，无效3例，总有效率92.5%。

【来源】马晓霞，刘晓冬，邵德荣. 右归丸加味联合优甲乐治疗亚临床甲状腺功能减退. 中国实验方剂学杂志，2011，17（5）：240～241

温肾助阳方合左旋甲状腺素片

肉苁蓉　补骨脂　仙灵脾　女贞子　黄芪　炒白术　旱莲草　熟地　甘草

【用法】水煎服，每天2次，每日1剂，同时口服优甲乐片，每次25μg，每日1次，以6周为一疗程。

【功效】温肾助阳。

【适应证】**亚临床甲状腺功能减退症（肾阳虚型）。**

【临证加减】伴纳差便溏、倦怠乏力者，加党参15g、肉桂10g；面部浮肿较盛者，加茯苓、薏苡仁、车前子各15g；甲状腺肿大者，加浙贝母20g、牡蛎20g、鳖甲20g。

【疗效】以本方治疗亚临床甲状腺功能减退25例，共2个疗程。结果：临床控制（症状基本消除，血清FT3、FT4、TSH均正常）19例，有效（症状明显改善，血清FT3、FT4、TSH有不同程度的好转，但未达到正常水平）5例，无效（症状未见明显改善，血清FT3、FT4、TSH无明显变化）1例，总有效率96%。

【来源】吴琚，左新河. 温肾助阳方加减联合左旋甲状腺素片治疗亚临床甲减的临床观察. 湖北中医杂志，2011，33（12）：14～15

温阳救逆方

制附子15g 肉桂8g 仙灵脾15g 山萸肉10g 菟丝子30g 干姜10g 茯苓20g 熟地20g 杭白芍15g 人参20g 炙甘草10g

【用法】水煎服，每天2次，每日1剂；同时口服甲状腺素片40mg或优甲乐50μg，每日1次；若患者兼有其他疾病，予以常规治疗。

【功效】温补肾阳，益气养血，行水消肿，固脱救逆。

【适应证】**重症甲状腺功能减退症（肾阳衰微）**。症见：面色晦暗、精神萎钝，甚则意识不清、眩晕、少尿或尿闭，全身水肿等。

【临证加减】脾肾阳虚者，加肉豆蔻10g、补骨脂10g、白术10g；心肾阳虚、心悸怔忡者，加桂枝10g、薤白10g。

【疗效】以本方治疗甲状腺功能减退15例，结果显效8例（黏液性水肿昏迷者在24小时内缓解，治疗1周内黏液性水肿基本消失，治疗3周内自觉症状和体征基本消失，血液甲状腺激素水平上升）；有效6例（治疗1周内黏液性水肿减轻，增加甲状腺片或优甲乐剂量后，3周内症状、体征改善，血液甲状腺激素水平上升）；死亡1例，总有效率93.3%。

【来源】陈洁，陈莉．中西医结合治疗重症甲状腺功能减低症临床观察．中国中西医结合急救杂志，2001，8（3）：192

抗甲减方

人参15g 干姜（炙）10g 甘草10g 白术15g 干地黄20g 山药15g 山茱萸15g 泽泻15g 土茯苓20g 丹皮15g 桂枝15g 肉苁蓉20g 仙灵脾15g

【用法】水煎服，每天2次，每日1剂。同时根据患者自身情况服用一定量的左甲状腺素片。

【功效】温肾助阳，健脾益气。

【适应证】**甲状腺功能减退症（脾肾阳虚型）**。症见：畏寒肢冷、腰膝酸软、神疲乏力，纳呆腹胀、面浮肢肿、神情淡漠、男子阳痿、女子月经不调，舌淡胖、有齿痕，脉沉细而缓。

【临证加减】气虚明显者，加黄芪补气健脾；血瘀者，加红花、泽兰活血化瘀；下肢浮肿严重者，加薏苡仁、白茅根利水消肿。

【疗效】以该法治疗甲状腺功能减退患者 30 例，显效 3 例，有效 23 例，无效 4 例，有效率为 86.7%。

【来源】欧阳雪琴，王奕琛. 中西医结合治疗甲状腺功能减退症临床观察. 世界中西医结合杂志，2009，4（12）：881~883

🪷 益甲汤

熟附子 10g　干姜 5g　黄芪 20g　党参 15g　白术 12g　山萸黄 12g　山药 12g　肉苁蓉 15g　枸杞子 10g　菟丝子 15g　茯苓 15g　熟地 12g　肉桂 3g

【用法】水煎服，每天 2 次，每日 1 剂。同时服用小剂量优甲乐（德国默克制药公司，批号 H20100523）治疗，治疗剂量从 25~50μg/d 开始，根据血 TSH 和 TT4、FT4 水平，每 4 周调整 1 次剂量。

【功效】益气健脾，温补肾阳。

【适应证】**甲状腺功能减退症（脾肾阳虚型）**。症见：全身明显水肿，畏寒肢冷、面色萎黄、倦怠乏力、纳呆身重、神情淡漠、嗜卧、智力减退、皮肤粗糙、毛发脱落、腰膝酸软。舌淡胖，苔白，脉沉细或沉迟。

【临证加减】面部及四肢肿胀明显者，加猪苓 15g、泽泻 15g、车前子 15g；腰膝酸软者，加杜仲 15g、怀牛膝 15g、桑寄生 15g；神情淡漠、智力减退者，加菖蒲 10g、远志 5g；甲状腺肿大者，加浙贝母 10g、甲珠粉 10g、夏枯草 15g。

【疗效】以该法治疗甲状腺功能减退患者 30 例，显效 21 例，有效 6 例，无效 3 例，有效率为 90%。

【来源】段灵芳. 益甲汤加减治疗甲状腺功能减退症（脾肾阳虚型）的疗效观察. 求医问药（学术版），2012，10（4）：21~22

🪷 真武汤

附子 12g　白芍 15g　白术 15g　茯苓 20g　甘草 6g　生姜 3 片

【用法】水煎服，每天 2 次，每日 1 剂，同时服用 L-甲状腺钠片（深圳中联制药有限公司生产，国药准字 H20010522），每次 25~50μg，每天 1 次，口服；疗程为 6 周。

【功效】温补肾阳。

【适应证】**甲状腺功能减退症（脾肾阳虚型）**。症见：畏寒肢冷，神倦嗜睡，胸腹胀闷，肢肿尿少，纳差，面色萎黄或苍白，舌淡嫩、苔白，脉沉细或细缓。

【临证加减】伴纳差便溏、倦怠乏力等脾阳虚症状甚者，加党参 15g、黄芪 20g、肉桂 10g；伴咳嗽、喘息，心动过缓等寒湿伏肺症状者，加细辛 6g、麻黄 3g；浮肿较甚者，加泽泻 15g、猪苓 15g、车前子 15g；甲状腺肿大者，加浙贝母 20g、牡蛎 20g、鳖甲 20g。同时服用 L–甲状腺钠片。

【疗效】以本法治疗甲状腺功能减退（脾肾阳虚型）30 例，治愈 18 例，好转 10 例，未愈 2 例，总有效率 93.3%。

【来源】陈文娟，钟妙文，杨劲松. 真武汤加减治疗甲状腺功能减退症（脾肾阳虚型）30 例疗效观察. 新中医，2006，38（3）：41~42

黄芪四味煎

黄芪 30g　党参 18g　白术 24g　茯苓 30g

【用法】水煎服，每天 2 次，每日 1 剂。

【适应证】**甲状腺功能减退症（气虚型）**。

【来源】刘国政，王惟恒. 甲状腺疾病千家妙方. 北京：人民军医出版社，2012：89

仙灵脾复方

仙灵脾 12g　当归 9g　桂枝 9g　大腹皮 9g

【用法】水煎服，每天 2 次，每日 1 剂。

【适应证】**甲状腺功能减退症长期浮肿者**。

【来源】刘国政，王惟恒. 甲状腺疾病千家妙方. 北京：人民军医出版社，2012：90

赵氏针灸法

取穴：气海　脾俞　肾俞　心俞　足三里

【用法】以上取穴均为双侧，毫针补法为主，足三里穴针刺加灸。留针 30 分钟，每星期 3 次。

【功效】温补心脾肾，祛痰，活血，化瘀，利湿，通络。

【适应证】**甲状腺功能减退症（心脾肾虚，痰湿瘀阻型）**。症见：畏寒，少汗，乏力，少言懒动，体温偏低，食欲减退及肌肉关节酸痛等；精神症状方面，可有不同程度的记忆力减退，反应迟钝，抑郁，甚者有智力低下；还可出现嗜睡，心动过缓，心音减弱及心律不齐，女性患者有月经不调，男性患者有阳痿；或有不同程度的黏液性水肿；肌肉无力，便秘，尿少。

【临证加减】畏寒，肢冷，乏力加灸大椎、命门、身柱；水肿，尿少加针刺关元、阴陵泉、丰隆，灸关元、神阙；腹胀，便秘加天枢、上巨虚、大肠俞；反应迟钝，智力低下加百会、四神聪、太溪；心律不齐，心动过缓加内关、神门；肌肉关节疼痛加合谷、阳陵泉、太冲、曲池；月经不调加三阴交、血海；性功能障碍加大敦、秩边、次髎、环跳；食欲减退加公孙、内关、中脘；郁闷，心烦加曲泽、膻中、肝俞；病久阴阳两虚者，加行间、太溪。

【疗效】以该针灸法治疗甲状腺功能减退者 26 例，结果：痊愈（临床症状和体征基本消失，甲状腺功能基本正常）4 例；好转（临床症状和体征明显好转，甲状腺功能检查明显好转）22 例；无效 0 例。最长治疗 52 次，最短治疗 23 次，平均治疗 32 次。

【来源】赵宇翔，王旭，赵晓光，等. 针灸治疗甲状腺功能减退 26 例. 上海针灸杂志，2005，24（1）：25～26

❀ 黄芪首乌黑鱼汤

　　黄芪 50g　首乌 15g

【用法】上药煎汤去药渣与黑鱼 1 条加酒、盐、姜等调料煮汤常食。

【适应证】**甲减患者浮肿、贫血者**。

【来源】刘国政，王惟恒. 甲状腺疾病千家妙方. 北京：人民军医出版社，2012：90

❀ 山药煲狗肉

　　狗肉 500g　山药 250g　茴香　桂皮　姜　盐　酒适量

【用法】上品置沙锅煲至酥烂食用。

【适应证】**用于甲减患者腰酸肢冷、脉沉迟者**。

【来源】刘国政，王惟恒. 甲状腺疾病千家妙方. 北京：人民军医出版社，2012：90

鹿肉汤

　　鹿肉 250g　肉苁蓉 30g

【用法】鹿肉洗净切片，肉苁蓉浸酒一宿，去皮切片，共煮熟加生姜、葱、盐、酒调味后食用。

【功效】温补肾阳。

【适应证】甲状腺功能减退症。

【来源】华素芬．甲状腺功能减退的中医药膳疗法．湖北中医杂志，2007，29（2）：43

羊肉汤

　　羊肉适量　肉桂　蔻仁　茴香　生姜　酒

【用法】羊肉适量，加肉桂、蔻仁、茴香、生姜、酒等调料煮熟食用。

【功效】温补脾肾作用。

【适应证】甲状腺功能减退症。

【来源】华素芬．甲状腺功能减退的中医药膳疗法．湖北中医杂志，2007，29（2）：43

羊肉羹

　　羊肝　羊肚　羊肾　羊心　羊肺各1具　牛酥 50g　胡椒 50g　陈皮 6g　良姜 6g　苹果 2个　葱茎 5根

【用法】先用慢火将羊肚以外原料共煮熟，再入羊肚内，缝合肚口，再煮至熟。入五味调料吃肉饮汤。

【适应证】甲状腺功能减退症。

【来源】华素芬．甲状腺功能减退的中医药膳疗法．湖北中医杂志，2007，29（2）：43

紫菜萝卜汤

　　紫菜 50g　陈皮 10g　萝卜 250g

【用法】上品切碎，每天煮汤服用。

【功效】化痰、软坚、消瘿、散结。

【适应证】甲状腺功能减退症（但不适合乔本甲状腺所致甲减）。

【来源】华素芬．甲状腺功能减退的中医药膳疗法．湖北中医杂志，2007，29（2）：43

海藻茶

海带　海藻　紫菜　龙须菜各30g

【用法】上品煎汤代茶饮用。

【适应证】甲状腺功能减退症（但不适合桥本甲状腺所致甲减）。

【来源】华素芬．甲状腺功能减退的中医药膳疗法．湖北中医杂志，2007，29（2）：43

牡蛎海带汤

蚝豉（牡蛎肉）100g　海带50g

【用法】上品加水和调料共煮。每天分2次服食。

【适应证】甲状腺功能减退症（但不适合乔本甲状腺所致甲减）。

【来源】华素芬．甲状腺功能减退的中医药膳疗法．湖北中医杂志，2007，29（2）：43

第二节　甲状腺功能减退合并症

真武汤

附子15g　白芍15g　白术15g　茯苓30g　甘草5g　生姜3片

【用法】水煎服，每天2次，每日1剂；同时口服 L – 甲状腺钠片治疗，从小剂量每次25~50μg开始，后根据症状及甲状腺功能结果调整用量，疗程为3个月。

【功效】温阳补肾。

【适应证】甲状腺功能减退症导致肾脏损害（脾肾阳虚型）。症见：畏寒肢冷，神倦嗜睡，胸腹胀闷，肢肿尿少，纳差，面色萎黄或苍白。舌淡嫩、苔白，脉沉细或细缓。

【临证加减】伴纳差便溏、倦怠乏力等脾阳虚症状甚者加党参20g，黄芪30g，肉桂10g；浮肿较甚者加泽泻15g，猪苓15g，车前子15g，桂枝10g。

【疗效】以本方治疗甲状腺功能减退导致肾脏损害29例，治疗后其尿检异常发生率、BUN、SCr较治疗前显着降低，与对照组（口服L－甲状腺钠片）比较有显著差异（$P < 0.05$）；两组治疗后T3、T4、FT3、FT4、TSH与治疗前比较有显著差异，但组间比较两组无显着著异。

【来源】黄璟，王立新，侯海晶．真武汤治疗甲状腺功能减退症相关肾病的疗效观察．湖北中医杂志，2012，34（8）：5

济生肾气丸合实脾饮加减

制附子10g 肉桂10g 生地15g 炒山药15g 山萸肉10g 泽泻10g 茯苓12g 丹皮10g 党参15g 生芪30g 白术10g 川牛膝10g 木香10g 川厚朴10g 干姜6g 车前子30g（包煎） 大腹皮30g 甘草10g

【用法】水煎服，每天2次，每日1剂，连续服用1个月。

【功效】温补脾肾，化气行水。

【适应证】甲状腺功能减退症所致腹水（脾肾阳虚，水气内盛型）。症见：面色㿠白，畏寒肢冷，神疲乏力，精神萎靡，面浮肢肿，腹大胀满不舒，脘闷纳呆，腰部冷痛酸重，大便秘结，小便短少不利，舌质淡胖，舌苔白腻，脉沉缓。

【疗效】以本方治疗甲状腺功能减退所致腹水10例，结果临床治愈5例，好转4例，无效1例，总有效率90%。

【来源】孟昱，华武宗．甲状腺功能减退所致腹水的中药治疗．四川中医，2001，19（8）：44

加味苓桂术甘汤

茯苓30g 白术10g 桂枝15g 党参10g 薤白10g 干姜10个淫羊藿10个 丹参15g 炙甘草10g

【用法】水煎服，每天2次，每日1剂；同时口服甲状腺片或左甲状腺素钠片，每隔1～2周视病情逐渐加量；若有低蛋白血症患者予以对症支持治疗。

【功效】温阳补心，利水通脉。

【适应证】**甲状腺功能减退症性心脏病（心肾阳虚、阴邪滞留）**。症见：不同程度的畏寒肢冷，反应迟缓，表情淡漠，皮肤粗糙干燥，毛发稀少、干枯，少汗，纳差而体重增加，大便秘结，声音嘶哑，鼻唇增厚，舌大，重则黏液性水肿、昏迷。此外还伴有心悸、胸闷、气促、劳累后加重等症状。

【临证加减】阳虚重症改桂枝为制附子。

【疗效】以本方治疗甲状腺功能减退性心脏病18例，结果：治愈7例，显效9例，有效2例。其中2例老年患者不能耐受甲状腺素加量，始终维持最低剂量，治疗6周时均达显效。

【来源】陈洁．中西医结合治疗甲状腺功能减退性心脏病18例．辽宁中医杂志，2006，33（7）：862

🪷 抑乳汤

淫羊藿15g　鹿角霜10g　肉苁蓉15g　党参12g　白术15g
茯苓15g　丹参10g　蟅虫9g

【用法】水煎服，每天2次，每日1剂；同时给予甲状腺素片10mg，每日2次，治疗3个月。

【功效】健脾补肾，化瘀利湿。

【适应证】**甲状腺功能减退症伴有泌乳素水平增高（脾肾阳虚，瘀血内阻，水湿停留型）**。症见：有不同程度的畏寒、气短、乏力、头痛、记忆力减退、毛发脱落、皮肤干燥、黏液性水肿、便秘、性欲减退、闭经、泌乳等。

【疗效】以本方治疗甲状腺功能减退伴有泌乳素水平增高16例，本方总有效率为94%；对照组（仅口服甲状腺素片）治疗16例，其总有效率为88%。治疗前后用放射免疫法进行甲状腺素（T4）、游离甲状腺素（FT4）、促甲状腺激素（TSH）和泌乳素（PRL）测定，结果：两组临床近期疗效总有效率无明显差异（$P > 0.05$），但治疗组PRL的下降率及远期疗效的复发率、不良反应率与对照组相比均有显著性差异（$P < 0.05$，$P < 0.01$）

【来源】张越林．抑乳汤治疗甲减患者泌乳素升高的临床观察．天津中医，2002，19（4）：16–17

🪷 瓜蒌薤白半夏汤加味

瓜蒌壳 15~30g　薤白 15g　半夏 15g　桂枝 10g　枳实 15g　厚朴 15g　茯苓 30g　炒白术 10g　炙甘草 10g　泽泻 15g　陈皮 10g　葶苈子 15g　大枣 10g

【用法】每日1剂，冷水煎服，每煎加清酒 30g，煎沸 10~25 分钟，每服 200~300ml，每日3次。

【功效】理气宽胸，通阳散结，祛痰通便，化湿利水。

【适应证】成年型原发性甲减黏液性水肿（心肺气虚阳弱，水湿内聚型）。症见：恶寒，少汗或无汗，倦卧嗜睡，反应迟钝，健忘，精神抑郁，疲乏无力，大便秘结，小便量少，腹胀纳呆，动则心悸气短，皮肤粗糙增厚，呆板面容，面颊眼睑、四肢皮肤非凹陷性水肿，但凹陷恢复较快，体重增加，舌体胖大，转动不灵活，舌质淡暗水滑，苔少薄白，脉沉迟缓，阳微阴弦。

【临证加减】恶寒明显，加麻黄 10g、细辛 10g；水肿甚者，加猪苓 15g、车前子 30g（先煎）。

【疗效】以本方治疗成年型原发性甲减黏液性水肿 17 例，结果临床治愈 3 例，好转 14 例。

【来源】刘波. 瓜蒌薤白半夏汤加味治疗成年型原发性甲减黏液性水肿 17 例疗效观察. 云南中医中药杂志，2007，28（6）：30

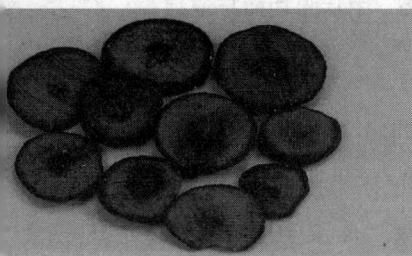

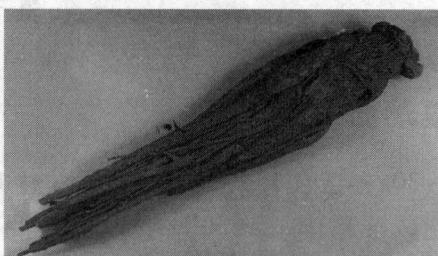

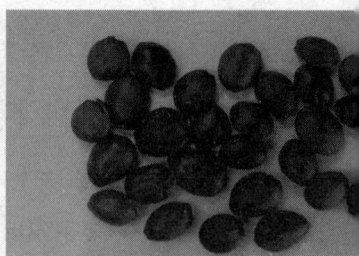

第四章
甲状腺炎

甲状腺炎是以炎症为主要表现的甲状腺疾病。按发病多少依次分为：慢性淋巴细胞性甲状腺炎、亚急性甲状腺炎、无痛性甲状腺炎、感染性甲状腺炎及其他原因引起的甲状腺炎。最常见的是慢性淋巴细胞性甲状腺炎（又称自身免疫性甲状腺炎或桥本甲状腺炎）及亚急性甲状腺炎（包括亚急性肉芽肿性甲状腺炎和亚急性淋巴细胞性甲状腺炎）。

第一节　亚急性甲状腺炎

🪷 公英银翘汤

金银花 12g　连翘 12g　荆芥 12g　牛蒡子 12g　桔梗 15g　野菊花 12g　蒲公英 30g　大青叶 30g　甘草 6g

【用法】水煎服，每天 2 次，每日 1 剂。30 天为一疗程。

【功效】疏风清热，泻火解毒。

【适应证】**亚急性甲状腺炎（风火热毒型）**。症见：发热恶寒，颈部肿胀，舌红，苔黄，脉数为主症。

【临证加减】咽喉肿痛加射干 15g、山豆根 15g；热甚加丹皮 12g、栀子 15g；颈痛明显加乳香 15g、制没药 10g 以通行气血。

【疗效】以本方治疗亚急性甲状腺炎 5 例（32 例中属风火热毒型 5 例），全部治愈，治愈率 100%。

【来源】王丽．辨证分型治疗亚甲炎 32 例临床观察．内蒙古中医药，2010，29（23）：12 - 13

🪷 冯志海验方

连翘 20g　金银花 20g　桔梗 15g　生甘草 12g　牛蒡子 12g　薄荷 10g　芦根 20g　野菊花 20g　紫花地丁 20g　蒲公英 20g　黄芩 15g　玄参 15g　麦冬 15g　赤芍 10g　丹皮 12g　夏枯草 15g

【用法】水煎服，每天 2 次，每日 1 剂。

【功效】辛凉解表，清热解毒。

【适应证】**亚急性甲状腺炎（风温初起，热毒内盛型）**。症见：颈前疼痛、发热、怕冷、乏力，舌质红，苔薄黄，脉浮数。

【疗效】以本方治疗亚急性甲状腺炎 1 例，服药 7 剂后，颈前疼痛、发热、怕冷、乏力、烦躁易怒、失眠多梦基本消失；守上方继服 14 剂，上述不适症状消失，患者陆续复诊 3 次，随证加减，2 个月后痊愈。

【来源】潘研，张志伟. 冯志海教授应用银翘散加减治疗亚甲炎举隅. 中医临床研究，2011，3（13）：92

冯建华验方

金银花 30g　连翘 15g　板蓝根 20g　蒲公英 30g　牛蒡子 10g　薄荷 9g　芦根 30g　竹叶 9g（炒）　杏仁 10g　桔梗 12g　甘草 6g

【用法】水煎服，每天 2 次，每日 1 剂。

【功效】疏风清热，辛凉解表。

【适应证】**亚急性甲状腺炎（风温犯表型）**。症见：发热，微恶风寒，咽干而痛，口渴喜冷饮，咳嗽，痰黏而少，头痛，周身酸楚，倦怠乏力，舌红、苔薄黄，脉浮数。

【临证加减】无汗加荆芥、防风；高热不退、舌红、苔黄、便秘加石膏、黄芩、知母、大黄；口渴、咽干痛甚加玄参、生地黄、麦冬、赤芍；甲状腺肿痛加玄参、浙贝母、全蝎、牡丹皮、赤芍、皂角刺。

【来源】张晓斌. 冯建华治疗亚急性甲状腺炎的经验. 中医杂志，2011，52（24）：2086－2087

牛蒡解肌汤

牛蒡子 10g　薄荷 10g　荆芥 10g　牡丹皮 10g　石膏 10g　连翘 15g　夏枯草 12g　知母 10g　板蓝根 30g　金银花 30g　野菊花 30g　黄连 6g

【用法】水煎服，每天 2 次，每日 1 剂。

【功效】疏风清热化痰。

【适应证】**甲状腺炎（外感风热型）**。症见：颈前红肿热痛，压痛。伴有恶寒发热，舌红苔黄，脉数有力。

【来源】刘国政，王惟恒. 甲状腺疾病千家妙方. 北京：人民军医出版社，2012：53

连翘败毒散

连翘 12g　山栀 9g　羌活 8g　玄参 12g　薄荷 5g　防风 5g　柴胡 6g　桔梗 5g　升麻 5g　川芎 6g　当归 8g　黄芩 9g　牛蒡子 6g　红花

6g 赤芍 10g

【用法】水煎服，每天 2 次，每日 1 剂。持续用药 1～2 周，甚至延至 4～8 周，待症状缓解，逐渐减少药量。

【功效】疏散风热，清热解毒，活血止痛。

【适应证】**亚急性甲状腺炎（热毒壅盛型）**。

【临证加减】热灼津伤者加天花粉 15g、芦根 15g；气虚明显者加黄芪 30g、山药 20g；颈肿明显者加威灵仙 10g、夏枯草 12g；大便实加生大黄 6g、穿山甲 15g。

【疗效】在合并常规给予非甾体抗炎药，如芬必得胶囊、吲哚美辛片基础上，以本方治疗亚急性甲状腺炎 35 例，结果显效（甲状腺恢复正常，全部症状及阳性体征消失，血清 T3、T4、FT3、FT4、TSH 及血沉正常）33 例，有效（甲状腺疼痛消失，甲状腺肿减轻 I 度以上，血清 T3、T4、FT3、FT4、TSH、血沉改善＞30%）1 例，无效（治疗后症状、体征及血清 T3、T4、FT3、FT4、TSH、血沉均无明显改变，或较治疗前改善不足 30%）1 例，总有效率 97.14%。

【来源】郑海燕，程长明. 连翘败毒散加减治疗亚急性甲状腺炎 35 例. 中国中医急症，2011，20（11）：1868

🪷 荆芥连翘汤

当归 10g 芍药 10g 川芎 10g 地黄 10g 黄连 5g 黄芩 10g 黄柏 10g 栀子 10g 连翘 10g 防风 10g 薄荷 5g 荆芥 10g 枳壳 10g 柴胡 10g 白芷 10g 桔梗 10g

【用法】水煎服，每天 2 次，每日 1 剂。同时配合西医常规治疗。

【功效】祛风清热，化痰散结。

【适应证】**亚急性甲状腺炎早期（风热痰阻型）**。症见：发热，畏寒，头痛，咽痛，颈前肿大，疼痛，压痛，可有压迫感或放射性痛，声音嘶哑，舌质红，舌苔薄白或薄黄，脉浮数或滑数。

【来源】欧阳雪琴. 中西医结合治疗亚急性甲状腺炎的疗效观察. 中国中医药科技，2010，17（5）：453－454

🪷 香远合剂

黄精30g　景天三七30g　制香附12g　远志12g　鳖甲20g　蜘蛛香6g　头顶一颗珠12g　玄参40g　夏枯草60g　郁金20g　五味子20g　黄芪40g　生牡蛎40g　山慈菇40g　白芍20g　何首乌30g　海藻30g

【用法】湖北民族学院医学院附属医院制药室，制成100ml/瓶装，口服，每日2~3次，每次10~15ml。

【功效】疏肝理气，消瘿散结。

【适应证】**亚急性甲状腺炎（肝气郁结型）**。

【疗效】以本方治疗亚急性甲状腺炎34例，治愈18例，显效9例，有效6例，无效1例，总有效率97.1%。

【来源】姚茂篪，姚平，杨其政. 香远合剂治疗亚急性甲状腺炎的临床研究. 辽宁中医杂志，2007，34（3）：315－316

🪷 小柴胡汤

柴胡12g　黄芩9g　法半夏9g　党参9g　生姜9g　大枣4枚

【用法】水煎服，每天2次，每日1剂。

【功效】和解少阳。

【适应证】**亚急性甲状腺炎（邪犯少阳型）**。

【疗效】以本方治疗亚急性甲状腺炎30例，治愈21例，好转8例，无效1例，总有效率96.67%。

【来源】叶明华. 小柴胡汤治疗亚急性甲状腺炎30例疗效观察. 云南中医中药杂志，2006，27（2）：22－23

🪷 亚甲散

栀子15g　牡丹皮15g　海藻15g　昆布15g　陈皮12g　柴胡12g　木香9g　川芎9g　法半夏9g　甘草6g

【用法】水煎服，每天2次，每日1剂。

【功效】理气舒郁，化痰消瘿。

【适应证】**亚急性甲状腺炎（气郁痰阻型）**。

【疗效】以本方治疗亚急性甲状腺炎 20 例，治愈 18 例，好转 2 例，总有效率 100%。

【来源】秦周顺，王俊芳. 亚甲散治疗亚急性甲状腺炎 20 例疗效观察. 新中医，2005，37（3）：49

柴胡牛蒡汤

柴胡 10g 牛蒡子 12g 板蓝根 15g 蒲公英 15g 连翘 12g 黄芩 10g 金荞麦 12g 羌活 6g 天花粉 15g 玄参 12g 赤芍 10g 夏枯草 12g

【用法】水煎服，每天 2 次，每日 1 剂。

【功效】清热解毒，散结消瘿。

【适应证】**亚急性甲状腺炎（热毒蕴结，痰湿上扰型）**。症见：心悸，恶热，多汗，急躁，颈前肿大，疼痛，压痛，可有压迫感或放射痛，多食，便溏消瘦，舌红，舌苔黄腻，脉滑数。

【疗效】以本方治疗亚急性甲状腺炎 100 例，治愈 96 例，有效 4 例，无效 0 例，总有效率 100%。

【来源】夏仲元，任卫华，庞洁. 柴胡牛蒡汤加减治疗亚急性甲状腺炎的临床研究. 北京中医药大学学报，2009，32（3），208 – 211

黄芩消甲汤

黄芩 15g 牛蒡子 15g 柴胡 12g 蒲公英 15g 赤芍 10g 海藻 12g 虎杖 15g 郁金 20g 胆南星 10g 丹参 20g 陈皮 15g 炙甘草 15g

【用法】水煎服，每天 2 次，每日 1 剂。

【功效】清热解毒，行气化痰，活血软坚，消肿散结。

【适应证】**亚急性甲状腺炎（热毒蕴结，气滞痰凝型）**。

【疗效】以本方治疗亚急性甲状腺炎 60 例，痊愈 39 例，显效 11 例，有效 7 例，无效 3 例，总有效率 95.00%。

【来源】丁继存. 黄芩消甲汤治疗亚急性甲状腺炎 60 例临床研究. 中医学报，2009，24（6）：48 – 49

🌸 瘿瘤消汤

柴胡 15g　黄芩 15g　法半夏 15g　夏枯草 20g　黄芪 30g　当归
15g　太子参 30g　牡蛎 30g　浙贝母 20g　郁金 15g　莪术 15g　鳖甲
15g　天葵子 15g　水蛭 10g　玄参 20g　连翘 15g　白花蛇舌草 20g
海藻 15g　炒川续断 20g　灵芝 15g　制首乌 20g

【用法】水煎服，每天 2 次，每日 1 剂。

【功效】清热化痰，益气活血，软坚散结。

【适应证】**亚急性甲状腺炎（气滞血瘀痰凝型）**。

【临证加减】热甚夏枯草加量至 30g、知母 10g、丹皮 15g；疼痛甚时加桔
梗 10g、射干 10g、重楼 10g。

【疗效】以本方治疗亚急性甲状腺炎 18 例，治愈 17 例，无效 1 例，治愈
率为 94.4%。

【来源】王文．自拟瘿瘤消汤治疗亚急性甲状腺炎 18 例．云南中医中药杂志，2006，
27（3）：79

🌸 蒿芩清胆汤

青蒿 10g　黄芩 10g　牡丹皮 10g　连翘 12g　板蓝根 15g　夏枯草
15g　茯苓 15g　桔梗 5g　浙贝母 10g

【用法】水煎服，每天 2 次，每日 1 剂。

【功效】疏肝利胆，清热止痛散结。

【适应证】**亚急性甲状腺炎（肝胆蕴热型）**。症见：畏寒，发热（多见午
后），多汗，头痛，咽痛，颈项痛，口苦，喜饮，疲乏，舌红，苔黄，脉弦数。

【来源】刘延杰，李爱军，任朋顺．辨证治疗亚急性甲状腺炎 16 例临床观察．河北
中医，2008，30（1）：31

🌸 柴胡疏肝散

柴胡 10g　赤芍 10g　白芍 10g　枳壳 8g　竹茹 15g　海浮石 12g
法半夏 6g　牡蛎 30g　千层纸 10g　甘草 5g

【用法】水煎服，每天 2 次，每日 1 剂。

【功效】疏肝泻热，化痰软坚散结。

【适应证】**亚急性甲状腺炎（肝热痰湿型）**。症见：颈部肿块，头晕多梦，痰多而黏，疲乏，舌质红，苔黄或浊，脉弦。

【来源】刘延杰，李爱军，任朋顺. 辨证治疗亚急性甲状腺炎16例临床观察. 河北中医，2008，30（1）：31

龙胆泻肝汤

龙胆草12g　栀子15g　柴胡15g　黄芩15g　车前子30g　泽泻15g　生地18g　浙贝18g　牡蛎30g（先煎）

【用法】水煎服，每天2次，每日1剂。30天为一疗程。

【功效】清肝泻火，消肿止痛。

【适应证】**亚急性甲状腺炎（肝胆蕴热型）**。症见：颈部肿胀，疼痛较甚，头痛咽干，烦躁易怒，精神紧张，口苦，失眠，便秘，溲黄。舌红苔黄，脉弦。

【临证加减】急躁易怒，胸胁胀满者加夏枯草30g、郁金15g；颈部肿痛加丹皮15g、赤芍15g、丹参20g；颜面潮红加白芍20g。

【疗效】以本方治疗亚急性甲状腺炎10例（32例中属肝胆蕴热型10例），治愈9例，有效1例，无效0例，总有效率100%。

【来源】王丽. 辨证分型治疗亚甲炎32例临床观察. 内蒙古中医药，2010，29（23）：12－13

张氏亚甲炎Ⅰ号方

青蒿6g　黄芩6g　板蓝根15g　夏枯草15g　玄参15g　桔梗4.5g　浙贝母9g

【用法】水煎服，每天2次，每日1剂。

【功效】疏肝利胆，清热止痛散结。

【适应证】**亚急性甲状腺炎（肝胆蕴热型）**。

【来源】刘国政，王惟恒. 甲状腺疾病千家妙方. 北京：人民军医出版社，2012：55

张氏亚甲炎Ⅱ号方

柴胡5g　白芍9g　赤芍9g　枳壳5g　竹茹15g　海浮石12g　法

半夏 4.5g　牡蛎 60g

【用法】水煎服，每天 2 次，每日 1 剂。

【功效】疏肝泄热，化痰软坚散结。

【适应证】**亚急性甲状腺炎（肝胆痰湿型）**。

【来源】刘国政，王惟恒．甲状腺疾病千家妙方．北京：人民军医出版社，2012：55

🌸 柴胡清肝汤

生地黄 10g　川芎 10g　柴胡 10g　黄芩 10g　栀子 10g　炙甘草 10g
当归 15g　白术 15g　天花粉 15g　连翘 15g　夏枯草 15g　桔梗 6g

【用法】水煎服，每天 2 次，每日 1 剂。

【功效】疏肝清热，化痰消肿。

【适应证】**甲状腺炎（肝郁蕴热型）**。症见：颈前肿痛，微有灼热，按之疼痛。伴有胸闷不舒，急躁易怒，口苦唇干，舌红苔黄，脉弦数。

【来源】刘国政，王惟恒．甲状腺疾病千家妙方．北京：人民军医出版社，2012：53

🌸 丹栀逍遥散

丹皮 10g　生山栀 6g　当归 10g　熟地 10g　赤芍 10g　丹参 10g
白芍 10g　柴胡 5g　黄芩 10g　夏枯草 10g　薄荷（后下）3g　生甘草 3g

【用法】水煎服，每天 2 次，每日 1 剂。

【功效】疏肝泄热，和营消肿止痛。

【适应证】**亚急性甲状腺炎（肝郁蕴热型）**。症见：甲状腺肿胀疼痛，烦躁易怒，口中干苦，大便秘结，舌苔黄，脉弦数。

【疗效】以本方治疗亚急性甲状腺炎 16 例，全部治愈，总有效率 100%。

【来源】许芝银，卞卫和，陈志才．亚急性甲状腺炎的辨证与治疗．上海中医药杂志，1991，(12)：23－24

🌸 宁心汤

黄连（酒炒）5g　柴胡 10g　当归 10～12g　生地 10～15g　龙骨 10～15g　牡蛎 10～15g　栀子 6～10g　珍珠母 20～30g

【用法】每 1 剂均经机器加工成 400ml 药液，并分装成每袋 100ml。每次 100ml，每日 4 次，餐后 1 小时及睡前服用。服药期间忌食辛辣、刺激性食物。7 天为一疗程。

【功效】清肝泻心，安神定志。

【适应证】**亚急性甲状腺炎（心肝火旺型）。**

【疗效】以本方治疗亚急性甲状腺炎 40 例，经治疗 1～2 个疗程后，28 例痊愈（所有不适症状均消失）；9 例显效（症状明显减轻）；3 例有效（症状有所减轻）；0 例无效（症状无改善）。总有效率为 100%。

【来源】谭旭宏. 宁心汤治疗亚急性甲状腺炎 40 例疗效观察. 浙江中医杂志，2009，44（1）：40

清热解毒消瘿汤

黄连 10g　黄芩 12g　金银花 15g　连翘 15g　牛蒡子 12g　玄参 15g　夏枯草 30g　板蓝根 15g　海藻 10g　昆布 15g　蚤休 10g　浙贝母 15g　僵蚕 10g　马勃 6g　甘草 8g

【用法】水煎服，每天 2 次，每日 1 剂。

【功效】清热解毒，化痰软坚，散邪消瘿。

【适应证】**亚急性甲状腺炎（热毒壅滞型）。**

【疗效】以本方治疗亚急性甲状腺炎 48 例，治愈（发热、甲状腺肿痛等症消失，白细胞总数、血沉、CRP 等各项化验指标均恢复正常）42 例，显效（热退，甲状腺肿痛基本消失，各项化验指标基本恢复正常）4 例，有效（甲状腺疼痛明显缓解，肿块明显缩小，但未消失，白细胞总数、血沉、CRP 等各项化验指标仍异常）2 例，无效（症状、体征及各项指标无变化）0 例，总有效率 100%。

【来源】张富英，石华序，王明花. 清热解毒消瘿汤治疗亚急性甲状腺炎 48 例. 中国民间疗法，2009，17（8）：31

生脉散加减

太子参 15g　麦冬 10g　五味子 6g　黄芪 20g　金银花 15g　白花蛇舌草 15g　地骨皮 10g　丹皮 10g　夏枯草 10g

【用法】水煎服，每天 2 次，每日 1 剂。

【功效】益气养阴，清热泻火。

【适应证】**亚急性甲状腺炎（气阴两虚型）。**

【临证加减】心慌明显，加玉竹 20g、磁石 20g（先下）、龙齿 10g；汗多，加浮小麦 10g、糯稻根 10g；甲状腺肿大，加黄药子 10g、海藻 15g、昆布 15g；口干，加玄参 10g、生地 10g、知母 10g；肝火旺盛，急躁易怒，手指颤抖，加生石决明 15g、黑山栀 10g、钩藤 10g。

【疗效】以本方治疗亚急性甲状腺炎 21 例，治愈（临床症状消失，甲状腺功能正常，RAI－U 恢复正常）16 例；显效（主要症状消失，但甲状腺功能及 RAI－U 未恢复正常）4 例；无效（经治疗无任何改善者）1 例。疗程最短 1 个月，最长 3 个月，一般为 2 个月。

【来源】孙斌．生脉散加减治疗亚急性淋巴细胞性甲状腺炎 21 例．安徽中医临床杂志，2002，14（6）：460

补心丹合一贯煎

当归 10g　生地 10g　天冬 10g　麦冬 10g　丹皮 10g　赤芍 10g
川楝子 10g　枸杞子 10g　玄参 10g　茯苓 10g　丹参 10g　五味子 10g
酸枣仁 10g　甘草 5g

【用法】水煎服，每天 2 次，每日 1 剂。

【功效】养阴清热，和营消肿止痛。

【适应证】**亚急性甲状腺炎（阴虚内热型）。**症见：甲状腺肿痛，伴虚烦，肉睭，面部烘热，易出汗，夜寐不宁，口干，饮水不多，舌偏红，脉细数。

【疗效】以本方治疗亚急性甲状腺炎 2 例，全部治愈，总有效率 100%。

【来源】许芝银，卞卫和，陈志才．亚急性甲状腺炎的辨证与治疗．上海中医药杂志，1991，（12）：23－24

阳和汤

熟地 10g　当归 10g　鹿角片 10g（先煎）　肉桂（后下）3g　川芎 10g　麻黄 5g　白芥子 10g　板蓝根 20g　玄参 10g　生甘草 5g

【用法】水煎服，每天 2 次，每日 1 剂。

【功效】温阳散寒，扶正解毒。

【适应证】**亚急性甲状腺炎（阳虚寒凝，正虚邪恋型）**。症见：颈前时有隐痛，尤其感冒时疼痛明显，伴面色少华，神疲乏力，舌质淡红，苔薄，脉沉。

【来源】卜卫和．阳和汤治疗甲状腺疾病验案举隅．辽宁中医杂志，2000，27（10）：474

🪷 附桂理中汤

附子（先煎）20g　干姜 12g　白术 15g　茯苓 25g　桂枝 9g　川朴 12g　猪苓 15g

【用法】水煎服，每天 2 次，每日 1 剂。

【功效】温补脾肾，化气行水。

【适应证】**亚急性甲状腺炎恢复期（脾肾阳虚型）**。症见：神疲乏力，畏寒，腹胀纳呆，便秘，甚则周身浮肿，甲状腺肿痛减轻，T3、T4、FT3、FT4 均降低，甲状腺摄[131]I 率恢复正常，甲状腺扫描图像可显示甲状腺完整或稀疏不均，舌体胖大，边有齿痕，舌淡红苔白，脉沉细。

【临证加减】腹胀，便秘明显可加鸡内金 12g、大腹皮 12g。

【来源】周巨伦，钟旭敏．中医药治疗亚急性甲状腺炎 43 例．福建中医药，1999，30（2）：22

🪷 清肝活血方

丹皮 10g　炒栀子 10g　柴胡 10g　黄芩 10g　板蓝根 15g　郁金 12g　夏枯草 10g　赤芍　白芍各 12g

【用法】水煎服，每天 2 次，每日 1 剂。另加服院内自制活血消瘿片每天 2 次，每次 2 片。

【功效】清肝活血，化痰解毒。

【适应证】**亚急性甲状腺炎（肝胆湿热，血瘀痰阻型）**。

【临证加减】痰阻明显加土贝母 15g、瓜蒌皮 15g、法半夏 10g；热甚伤津加天花粉 12g、海螵蛸 15g、茯苓 15g；疼痛轻重加元胡 15g、白芷 10g、忍冬藤 10g。

【疗效】以本方配合使用院内自制活血消瘿片治疗亚急性甲状腺炎 47 例，痊愈 13 例，显效 25 例，有效 8 例，无效 1 例。总有效率为 97.87%。

【来源】陈如泉，华川. 清肝活血法治疗亚急性甲状腺炎 47 例. 国医论坛，1997，12（2）：29

清肝消瘿汤

柴胡 15g　枳壳 15g　香附 15g　重楼 20g　紫花地丁 20g　皂角刺 15g　浙贝母 20g　赤芍 20g　玄参 15g　莪术 15g　甲珠胶囊 3 粒（吞服）甘草 10g

【用法】水煎服，2 日 1 剂，日服 3 次。

【功效】清肝泻火，解毒消瘿。

【适应证】亚急性甲状腺炎（痰气瘀热互结型）。

【临证加减】伴心悸，失眠加琥珀、五味子；疼痛剧烈加制没药；便秘加胖大海。

【疗效】以本方治疗亚急性甲状腺炎 39 例，痊愈 26 例，显效 6 例，有效 5 例，无效 2 例，总有效率 94.87%。

【来源】韩毅敏. 清肝消瘿汤治疗亚急性甲状腺炎 39 例临床观察. 云南中医中药杂志，2012，3（5）：36

普济消毒饮加减

板蓝根 20g　酒黄芩 15g　酒黄连 15g　牛蒡子 15g　陈皮 15g　玄参 15g　柴胡 15g　升麻 15g　桔梗 15g　连翘 10g　马勃 10g　薄荷 10g　僵蚕 10g

【用法】每天 1 剂，水煎服 3 次。若红肿热痛明显者，另用本院自制的金黄膏或香连金黄散外敷，每天 1 次。

【功效】清热解毒，消瘿散结。

【适应证】亚急性甲状腺炎急性期（热毒蕴结型）。症见：颈前结块肿大，红肿疼痛明显或不痛，皮温偏高，乏力，咽痛，咽干口渴欲饮，舌质红、苔黄燥，脉数有力。

【临证加减】兼有恶寒，发热（午后），多汗，口苦，头痛及颈项痛，加青蒿 10g、竹茹 10g、金银花 10g、茯苓 15g、法半夏 15g；兼有头晕多梦，痰多而黏，加柴胡 10g、白芍 10g、枳壳 10g、法半夏 15g；兼有大便干结，加酒大黄 6g。

【疗效】以本方加减治疗亚急性甲状腺炎急性期 36 例，痊愈 33 例（临床症状消失，甲状腺肿消失，甲状腺功能正常），无效 3 例（用药后临床症状及体征均无明显改善），治愈率 91.7%，无效率 8.3%。

【来源】张爱霞，岳仁宋，陈宴．普济消毒饮加减治疗亚急性甲状腺炎急性期 36 例临床观察．新中医，2012，44（3）：16－17

化瘿煎

　　黄芩 10g　青蒿 10g　连翘 15g　丹皮 10g　竹茹 7g　海浮石 12g法半夏 12g　海藻 10g　昆布 10g　牡蛎 15g

【用法】水煎服，每天 2 次，每日 1 剂。

【功效】疏肝泄热，化痰软坚。

【适应证】**亚急性甲状腺炎（肝郁化火，痰热互结型）**。

【临证加减】疼痛较甚者加元胡 10g、郁金 12g；热甚伤津者加天花粉 12g。

【疗效】以本方治疗亚急性甲状腺炎 40 例，治愈 27 例，好转 11 例，无效 2 例，总有效率 95.0%。

【来源】陈岩．自拟化瘿煎治疗亚急性甲状腺炎疗效观察．中国热带医学，2008，8（11）：2043

柴葛解肌汤

　　柴胡 18g　葛根 30g　黄芩 12g　山豆根 10g　羌活 10g　白芷 10g山慈菇 12g　黄药子 10g　桔梗 10g　生甘草 10g

【用法】水煎服，每天 2 次，每日 1 剂。

【功效】疏散风热，清解郁热。

【适应证】**亚急性甲状腺炎发热期（外感风热，肝胃郁热型）**。症见：颈前疼痛，发热，午后及夜间热甚，咽喉痛，周身不适，乏力，多汗，舌质红苔黄，脉滑数。

【来源】齐迅，王素美，王春霞. 中药分期治疗亚急性甲状腺炎 21 例. 中国实验方剂学杂志，1998，(6)：36

一贯煎

　　柴胡12g　夏枯草15g　生地18g　沙参20g　麦冬15g　炒白芥子10g　浙贝母15g　玄参12g　苏梗10g　当归15g　丹皮10g　生甘草5g

【用法】水煎服，每天2次，每日1剂。

【功效】解郁化痰，清热养阴。

【适应证】亚急性甲状腺炎恢复期（肝郁痰凝，热伤阴津型）。症见：热退身凉，颈前疼痛消失，仍有颈部不适或压迫感，乏力多汗烦躁，舌质红苔少，脉细弦。

【临证加减】甲状腺质地较硬者加炮山甲10g、鳖甲10g。

【来源】齐迅，王素美，王春霞. 中药分期治疗亚急性甲状腺炎 21 例. 中国实验方剂学杂志，1998，(6)：36

柴胡软坚汤

　　柴胡25g　黄芩25g　西洋参10g　半夏10g　甘草10g　玄参30g　浙贝母10g　生牡蛎30g　夏枯草15g　葛根15g　桔梗10g　黄药子10g

【用法】水煎服，每天2次，每日1剂。

【功效】和解表里，清热泻火，解毒散结。

【适应证】亚急性甲状腺炎（肝胆湿热，痰热互结型）。

【疗效】以本方治疗亚急性甲状腺炎 36 例，治愈 26 例（症状消失，T3，T4，化验恢复正常，B超检查甲状腺正常），有效 8 例（症状减轻，T3，T4，化验指标有所恢复，B超检查甲状腺有所恢复），无效 2 例（症状无改变或加重，T3，T4，化验指标无变化，B超检查甲状腺无变化或加重），总有效率94.4%。

【来源】赵麦焕，杨淑娥. 柴胡软坚汤治疗亚急性甲状腺炎 36 例疗效观察. 中华实用中西医杂志，2005，(19)：1140

🪷 柴郁生海汤

柴胡15g　郁金12g　夏枯草15g　玄参18g　生牡蛎30g　海藻15g　元胡10g

【用法】水煎服，每天2次，每日1剂。

【功效】疏肝解郁，化痰软坚，消瘿散结。

【适应证】**亚急性甲状腺炎（气滞痰阻型）**。

【临证加减】早期发热恶寒等表证明显者加荆芥、防风、牛蒡子、菊花、连翘、苏叶等解表药；中期加黄芪、白术、干姜、猪苓、炙甘草以益气健脾温阳；恢复期佐以活血化瘀软坚的药物如浙贝母、当归、桃仁、莪术等。

【疗效】以本方治疗亚急性甲状腺炎24例，痊愈17例，好转5例，无效2例，总有效率91.67%。

【来源】王伯峰，王淑文. 柴郁生海汤治疗亚急性甲状腺炎24例. 中国民间疗法，2002，10（6）：40–41

🪷 丹栀逍遥散

丹皮15g　焦栀子15g　北柴胡10g　全当归10g　茯苓10g　杭白芍10g　炒白术10g　南薄荷（后下）10g　浙贝母15g　全瓜蒌10g　粉甘草3g

【用法】水煎服，每天2次，每日1剂。

【功效】疏肝清热，解郁散结，凉血涤痰。

【适应证】**亚急性甲状腺炎（肝郁化火，血瘀痰结型）**。

【临证加减】如发热较重可加青蒿10g、夏枯草10g；便结加生大黄10g；如甲状腺质地较硬可加海藻20g、昆布10g。

【疗效】以本方治疗亚急性甲状腺炎36例，治愈29例，显效5例，无效2例，总有效率94.4%。

【来源】应孔文，花文方. 丹栀逍遥散治疗亚急性甲状腺炎36例. 中国中医药信息杂志，1999，6（3）：54

🪷 化痰软坚汤

生黄芪30g　瓜蒌18g　青皮10g　半夏6g　桔梗10g　玄参10g

厚朴 10g　枳壳 10g　川芎 10g　赤芍 10g

【用法】水煎服，每天 2 次，每日 1 剂。

【功效】理气化痰，软坚散结。

【适应证】**亚急性甲状腺炎（气滞痰凝血瘀型）。**

【临证加减】肝气不舒加柴胡 10g、郁金 10g；甲亢眼突加夏枯草 12g；吸碘率高加海藻 10g、昆布 10g。

【疗效】以本方治疗亚急性甲状腺炎 54 例，总有效率 90.2%。

【来源】陈荣. 化痰软坚汤治疗慢性甲状腺炎 54 例分析. 陕西中医函授，1997，(1)：26

牛蒡消瘿汤

　　牛蒡子 30g　柴胡 20g　葛根 20g　羌活 20g　白芷 2g　黄芩 20g　石膏 20g　白芍 20g　甘草 20g　丹参 20g　莪术 20g　赤芍 20g　川芎 20g

【用法】水煎服，每天 2 次，每日 1 剂。

【功效】疏风清热，疏肝理气，化痰散结，化瘀止痛。

【适应证】**亚急性甲状腺炎（风热外袭，气滞痰凝型）。**

【临证加减】伴发热，咽痛者加金银花 20g、连翘 20g、板蓝根 20g；声音嘶哑者加麦冬 20g、玄参 20g；咽部异物感加厚朴 20g、半夏 20g、苏子 20g。

【疗效】以本方治疗亚急性甲状腺炎 40 例，治愈 29 例，好转 10 例，无效 1 例，总有效率为 97.5%。

【来源】辛红卫，田禾. 牛蒡消瘿汤治疗亚急性甲状腺炎 40 例. 吉林大学学报（医学版），2004，(2)：187

清肝泻火方

　　栀子 25g　柴胡 20g　芍药 20g　茯苓 15g　当归 15g　川芎 5g　丹皮 10g　海藻 10g　黄药子 10g

【用法】水煎服，每天 2 次，每日 1 剂。

【功效】清肝泻火，消瘿散结，养血活血。

【适应证】**亚急性甲状腺炎（痰气郁结，气郁化火型）。**

【临证加减】肝火亢盛加夏枯草、龙胆草；风阳内盛加石决明、钩藤、牡蛎；胃热内盛加石膏、知母。

【疗效】以本方治疗亚急性甲状腺炎 40 例，显效 29 例（症状消失，T3、T4 正常），好转 8 例（症状好转，T3、T4 改善），无效 3 例（症状加重，T3、T4 无好转或加重），总有效率为 92%。

【来源】张永生．清肝泻火法治疗亚急性甲状腺炎临床观察．黑龙江中医药，2005，(6)：8

消癖汤

柴胡15g　枳壳12g　荔枝核15g　瓜蒌20g　昆布20g　浙贝母12g
当归20g　莪术15g　赤芍15g　桃仁12g　元胡15g　甘草6g

【用法】水煎服，每天 2 次，每日 1 剂。

【功效】理气活血，化痰散结。

【适应证】**亚急性甲状腺炎（气滞痰凝血瘀型）。**

【临证加减】有甲亢症状者，去枳壳、当归，加玄参、桔梗；有甲减症状者，去赤芍，加乌药、淮山药；甲状腺痛甚者加蒲黄、五灵脂；甲状腺肿甚者加夏枯草。

【来源】成诗黔．消癖汤治疗亚急性甲状腺炎顽症．北京中医，1994，(3)：64

中蒙药内外结合

金银花30g　连翘15g　板蓝根50g　猫爪草15g　夏枯草30g　玄参15g　乳香10g　没药10g　蜈蚣1 条

【用法】水煎服，每天 2 次，每日 1 剂。同时外敷蒙药（毕巴勒珠尔），用鸡蛋清调成糊状，敷于患处，每日 1～2 次。

【功效】清热解毒，化痰散结，消肿止痛。

【适应证】**亚急性甲状腺炎（风热邪毒，痰火瘀毒型）。**

【疗效】以本方配合蒙药外敷治疗亚急性甲状腺炎 56 例，治愈 21 例，好转 31 例，无效 4 例，总有效率 92.9%。

【来源】张彩云，锡林托娅．中蒙药内外结合治疗亚急性甲状腺炎 56 例．中国民族医药杂志，2001，7 (3)：17

🪷 清热消瘿汤联合冰黄散

白花蛇舌草30g　蚤休20g　姜半夏15g　玄参30g　牡蛎30g　山豆根10g　连翘30g　夏枯草15g　白芍15g　牡丹皮10g　赤芍15g　丹参15g　川楝子10g　元胡10g　浙贝母15g　海浮石15g

【用法】水煎服，每天2次，每日1剂。另外，以蜂蜜调冰黄散（大黄、黄连、黄柏、冰片等组成，科内自制），甲状腺局部外敷，每日1次。15天为1个疗程。

【功效】清热解毒，活血消瘿。

【适应证】**亚急性甲状腺炎（邪热蕴毒型）。**

【疗效】以本方结合冰黄散局部外敷治疗亚急性甲状腺炎30例，共治疗2个疗程。治愈24例，有效5例，无效1例。

【来源】曲庚汝，赵英英. 清热消瘿汤联合冰黄散治疗亚急性甲状腺炎临床观察. 中国中医药信息杂志，2012，19（8）：78－79

🪷 活血散

刘寄奴　虎杖　胆南星　半枝莲　地肤子　䗪虫　黄柏　红花

【用法】以上药物依次按2：2：2：2：2：1：1：1比例共研极细末过筛，再将药末与饴糖或米醋调匀成膏状。用时推摊于棉纸上敷贴于颈部甲状腺部位，胶布固定。病初每日1次，病情缓解后改隔日1次至痊愈。

【功效】清热解毒，活血止痛，消肿散结。

【适应证】**亚急性甲状腺炎（气血郁滞，痰瘀互凝型）。**

【疗效】以本方治疗亚急性甲状腺炎21例，显效9例，有效10例，无效2例，总有效率90.5%。

【来源】李广平. 活血散外敷治疗亚急性甲状腺炎21例. 吉林中医药，2000，（6）：27

🪷 外敷方

夏枯草15g　海藻10g　牡蛎10g　黄药子10g　栀子10g　连翘10g　清半夏10g

【用法】将上方研成末，连同蜜糖 10ml，倒入治疗碗中，然后一手倒开水，一手用压舌板搅拌，直至变成均匀的糊状。摊平玻璃纸，将调好的药物平摊在玻璃纸上，制成长 15cm，厚 1cm，周围用棉花围起的敷贴。将敷贴置于操作者前臂内侧试温，觉温度可接受，便将敷贴置于患者颈部，患者觉可接受便轻敷颈部，然后用绷带包扎固定。

同时给予中药汤剂口服治疗，药物组成：穿山甲 10g，三棱 10g，莪术 10g，川芎 10g，丹参 15g，夏枯草 20g，牡丹皮 10g，玄参 10g，赤芍 10g，甘草 10g。水煎，日 1 剂，分 2 次口服（温服）。

【功效】清热解毒，豁痰散结。

【适应证】亚急性甲状腺炎（热毒痰凝型）。

【疗效】以本方结合药物局部外敷治疗亚急性甲状腺炎 50 例，治愈 10 例，显效 13 例，有效 22 例，无效 5 例，总有效率 90%。

【来源】韩辅，张睿．中药外敷法治疗亚急性甲状腺炎临床观察．中国中医药现代远程教育，2012，10（21）：22

第二节　桥本甲状腺炎

🪷 生脉散合丹栀逍遥散

太子参 15g　天冬 15g　麦冬 15g　焦山栀 15g　夏枯草 15g　浙贝母 15g　炒丹皮 15g　炒赤芍 15g　炒白芍 15g　炒丹参 15g　炒柴胡 12g　五味子 9g　生甘草 5g

【用法】水煎服，每天 2 次，每日 1 剂。

【功效】滋阴清火，软坚散结。

【适应证】桥本甲状腺炎（阴虚火旺，痰瘀互结型）。症见：两侧甲状腺弥漫性肿大，质较韧，性急易怒，心悸烦热，消瘦乏力，舌红苔薄白，脉细弦而数。

【临证加减】若心肝火旺明显者，可加龙胆草 5g、炒川黄连 5g、黛蛤散 15g、野菊花 6g 清心肝之火；若症见心悸失眠，多梦易惊者，可酌加淮小麦 20g、野百合 20g、生牡蛎 30g 重镇宁心安神；若见甲状腺质地坚韧明显者，可加炙甲片9g、王不留行15g、马鞭草15g以加强理气化瘀散结之功；若见咽喉红肿不适，可酌加玄参12g、蝉蜕9g、野荞麦根15g以滋阴清火利咽。

【来源】金李君，林红，徐缨．史奎钧治疗桥本甲状腺炎的临床经验．浙江中医杂志，2011，46（6）：416 – 417

🪷 小柴胡汤加味

柴胡15g　黄芩10g　半夏10g　党参10g　甘草10g

【用法】水煎服，每天2次，每日1剂。

【功效】和解少阳。

【适应证】**桥本甲状腺炎（邪犯少阳型）。**

【临证加减】上呼吸道感染加蒲公英30g、连翘10g、赤芍10g；紧张，劳累诱发加黄芪15g、白术15g；生气着急诱发加木香15g、厚朴15g、枳壳15g。

【疗效】以本方加减治疗桥本甲状腺炎50例，治愈16例，显效17例，好转8例，无效9例，总有效率为84%。

【来源】聂有智，王春勇．小柴胡汤加味治疗桥本甲状腺炎50例．山东中医药大学学报，2005，29（6）：451 – 452

🪷 右归丸合柴胡疏肝散

淡附子9g　肉桂9g　鹿角霜9g　青皮9g　陈皮9g　制萸肉12g
巴戟天12g　炒柴胡12g　怀山药15g　泽泻15g　茯苓15g　生地15g
熟地15g　炒党参15g　炒白术15g　仙灵脾15g　郁金15g　炒赤芍15g　炒白芍15g　炒丹参15g　生甘草5g　红枣10g

【用法】水煎服，每天2次，每日1剂。

【功效】健脾滋肾，温阳散结。

【适应证】**桥本甲状腺炎（脾肾两虚，血瘀痰凝型）。**症见：两侧甲状腺弥漫性肿大，质坚韧，神疲乏力，畏寒肢冷，纳少便溏，全身浮肿，女子月经稀发，舌淡、苔薄白，脉沉细。

【临证加减】若气血不足明显者，可加黄芪30g、炒当归15g以补气益血；若甲状腺质地坚硬明显者，可酌加红花9g、马鞭草15g、生牡蛎30g、王不留行12g以加强理气化瘀，化痰散结之功；若周身浮肿甚者，可加黄芪15g、猪苓 15g、防己 12g、冬瓜子 12g、冬瓜皮 12g 以利水消肿。

【来源】金李君，林红，徐缨．史奎钧治疗桥本甲状腺炎的临床经验．浙江中医杂志，2011，46（6）：416－417

桃红四物汤合柴胡疏肝散

桃仁 9g　红花 9g　炙甲片 9g　王不留行 12g　炙川芎 12g　炒赤芍 15g　炒白芍 15g　全当归 15g　炒丹参 15g　郁金 15g　夏枯草 15g　浙贝母 15g　地黄 15g　马鞭草 15g　生甘草 5g　生牡蛎 30g　红枣 10g

【用法】水煎服，每天 2 次，每日 1 剂。

【功效】活血化瘀，理气散结，软坚消瘿。

【适应证】**桥本甲状腺炎（久病入络，气滞血瘀型）**。症见：甲状腺弥漫性肿大，质地坚韧，兼有结节，功能常偏低，舌质偏紫、苔薄白，脉多弦细。

【临证加减】若脾虚乏力，纳少便溏者，加生黄芪 15g、炒党参 15g、炒白术 15g 以健脾益气；若阴血不足，时有咽痛烦热者，加炙龟板 15g、玄参 9g 以滋养阴血。

【来源】金李君，林红，徐缨．史奎钧治疗桥本甲状腺炎的临床经验．浙江中医杂志，2011，46（6）：416－417

二陈汤合柴胡疏肝散

竹沥半夏 15g　炒赤芍 15g　炒白芍 15g　炒丹参 15g　夏枯草 15g　浙贝母 15g　马鞭草 15g　漏芦 15g　茯苓 15g　青皮 9g　陈皮 9g　炒柴胡 12g　郁金 12g　制香附 12g　王不留行 12g　生甘草 5g　红枣 10g

【用法】水煎服，每天 2 次，每日 1 剂。

【功效】理气化痰，散结消瘿。

【适应证】**桥本甲状腺炎（肝郁气滞，湿阻痰凝型）**。症见：两侧甲状腺弥漫性肿大，质较软，无明显结节触及，甲状腺功能正常或略偏低，舌苔薄白腻，脉弦滑。

【临证加减】若痰瘀壅盛者，可加胆南星 9g、白芥子 9g 加强化痰之功；若见脾虚泄泻者，加党参 15g、炒苍术 15g、白术 15g、川厚朴 9g 以健脾化湿。

111

【来源】金李君，林红，徐缨．史奎钧治疗桥本甲状腺炎的临床经验．浙江中医杂志，2011，46（6）：416－417

益气养阴消瘿方

生黄芪30g　太子参30g　丹参30g　白术15g　茯苓15g　白芍15g　黄精15g　何首乌15g　生地黄18g　天门冬12g　枸杞子12g　玄参12g　夏枯草9g　浙贝母9g　红枣20g　炙甘草6g

【用法】水煎服，每天2次，每日1剂。

【功效】益气养阴，化痰散结。

【适应证】**桥本甲状腺炎（气阴两虚型）**。症见：甲状腺肿痛，结喉部压迫感，易疲乏，心悸，胸闷等。舌淡红、苔薄，脉细数。

【疗效】以本方治疗桥本甲状腺炎22例，临床治愈5例（临床症状消失，血清甲状腺自身抗体恢复到正常水平），显效12例（临床症状基本消失，血清甲状腺自身抗体接近正常水平或其中1项恢复正常），好转4例（症状明显减轻，甲状腺肿大和各项甲状腺自身抗体检查有改善），无效1例（症状、体征和各项甲状腺自身抗体检查无改善），总有效率95%。

【来源】刘晓鸫．益气养阴消瘿法治疗桥本氏甲状腺炎22例．新中医，1999，31（10）：33－34

益气消瘿方

太子参25g　黄芪50g　白术15g　当归15g　升麻15g　柴胡15g　陈皮15g　夏枯草25g　王不留行15g　赤芍25g　三棱15g　莪术15g　瓜蒌20g　炙甘草10g

【用法】水煎服，每天2次，每日1剂。

【功效】健脾益气，软坚散结。

【适应证】**桥本甲状腺炎（脾气亏虚型）**。症见：甲状腺肿，表面光滑，大的腺体表面可能形成分叶状，常可触及椎体叶，明显结节则少见，质地坚韧或硬，不痛，与四周无粘连，可随吞咽运动活动。患者平素多表现为少气懒言，神疲乏力，纳差便溏，睡眠较差。

【疗效】以本方治疗桥本甲状腺炎40例，治愈9例（临床症状消失，甲状腺无肿大，实验室检查各项指标正常），有效 20 例（临床症状明显减轻，甲状腺肿大缩小超过 50%，TG、TPO 抗体明显下降或达到正常值以下，甲状腺激素水平正常），好转 8 例（临床症状减轻，实验室检查多项指标接近正常），无效 3 例（症状及实验室检查无变化或有加重），总有效率为 92.5%。

【来源】李静，高天舒．益气消瘿方治疗桥本甲状腺炎 40 例疗效观察．中国中医药杂志，2007，5（4）：9 - 11

阳和汤

当归 10g　熟地 10g　鹿角片 10g　麻黄 10g　泽泻 10g　白芥子 10g　黄芪 15g　党参 15g　淫羊藿 10g　茯苓 10g　丹参 15g　川芎 10g　牡蛎 20g　甘草 5g

【用法】水煎服，每天 2 次，每日 1 剂。

【功效】益气活血，温阳化痰。

【适应证】**桥本甲状腺炎（阳虚寒凝型）**。症见：颈前粗肿，畏寒怕冷，面色无华，晨起眼睑浮肿，神疲乏力，舌质淡，苔薄白，脉细。

【来源】卞卫和．阳和汤治疗甲状腺疾病验案举隅．辽宁中医杂志，2000，27（10）：474

五味消毒饮

金银花 20g　菊花 30g　蒲公英 30g　紫花地丁 30g　天葵子 30g　桔梗 20g　夏枯草 30g　赤芍 15g　浙贝母 15g　半夏 15g　海藻 15g　昆布 15g　柴胡 15g　香附 15g　郁金 15g　夏枯草 30g

【用法】水煎服，每天 2 次，每日 1 剂。

【功效】清热化痰，软坚散结。

【适应证】**桥本甲状腺炎（气滞痰凝血瘀型）**。

【疗效】以本方加减治疗桥本甲状腺炎 10 例，治愈 7 例，好转 2 例，无效 1 例，治愈率达 81.25%。

【来源】张晓辉，国艳，张建．五味消毒饮治疗桥本甲状腺炎 10 例．中国地方病防治杂志，2012，27（4）：292

逍遥散合六君子汤

柴胡9g　郁金9g　香附9g　生黄芪30g　太子参30g　白术15g　茯苓各15g　陈皮9g　姜半夏9g　象贝母9g　玄参12g　海藻12g　板蓝根15g　金银花12g　生甘草6g

【用法】水煎服，每天2次，每日1剂。

【功效】疏肝理气，健脾化痰。

【适应证】**桥本甲状腺炎（肝郁脾虚，气滞痰凝型）。**

【来源】贾喜花. 唐汉钧运用健脾化痰法治疗颈部炎性肿块经验. 辽宁中医杂志，2002，29（3）：127 – 128

疏肝散结方

柴胡24g　香附12g　夏枯草15g　浙贝母10g　白芍10g　甘草6g

【用法】水煎服，每天2次，每日1剂。

【功效】清泻肝火，行气化痰散结。

【适应证】**桥本甲状腺炎（肝火亢盛，气滞痰阻型）。**

【疗效】以本方治疗桥本甲状腺炎42例，显效26例，有效14例，无效2例，总有效率95.2%。

【来源】李凤红，周静. 疏肝散结法治疗桥本氏甲状腺炎42例的临床报告. 贵阳中医学院学报，2011，33（6）：53 – 55

疏肝理气方

柴胡10g　郁金10g　香附10g　枳壳10g　白芍10g　木香10g　青皮10g　甘草10g

【用法】水煎服，每天2次，每日1剂。

【功效】疏肝理气。

【适应证】**桥本甲状腺炎（肝郁气滞型）。**

【临证加减】面色少华，颜面浮肿，畏寒无力者，加党参10g、黄芪10g、山药10g、熟地10g；多汗心悸，手足潮热，腰酸乏力者，加生地10g、丹参10g、泽泻10g、山萸肉10g。

【疗效】以本方治疗桥本氏病 30 例，临床治愈 25 例，好转 5 例，总有效率 100%。

【来源】王建国，梁德进．疏肝理气法治疗桥本氏病 30 例．安徽中医临床杂志，1997，9（4）：219

温补脾肾方

仙灵脾 10g　益智仁 10g　茯苓 10g　海藻 10g　昆布 10g　夏枯草 10g　熟地 15g　山萸肉 15g　白术 15g　半夏 9g　浙贝母 9g　甘草 3g

【用法】水煎服，每天 2 次，每日 1 剂。

【功效】温补脾肾，化痰软坚散结。

【适应证】**桥本甲状腺炎（脾肾亏损型）**。

【临证加减】若患者感腰酸、腿软、乏力、畏寒，加用肉桂 6g、制附子 5g；如在肿大甲状腺体内触及结节可加用三棱 10g、莪术 10g。

【疗效】以本方治疗桥本甲状腺炎患者 31 例，有效 27 例（甲状腺肿缩小，TgAb、TmAb、FT4、FT3 正常或接近正常范围），无效 4 例（甲状腺肿缩小不明显或无缩小，TgAb、TmAb、FT4、FT3 偏离正常值，患者中途放弃治疗），总有效率 87.1%。

【来源】吴峰．温补脾肾法治疗桥本甲状腺炎 31 例．陕西中医，2009，30（1）：31－32

门冬清肺饮

黄芪 15g　太子参 20g　麦冬 10g　五味子 10g　白芍 15g　紫草 15g　丹参 30g　玄参 10g　牡蛎 20g　浙贝 10g　丹皮 10g　夏枯草 10g　秦艽 10g　炙鳖甲 10g　地骨皮 10g　甘草 5g

【用法】水煎服，每天 2 次，每日 1 剂。

【功效】益气养阴，软坚散结。

【适应证】**桥本甲状腺炎（气阴两虚型）**。

【疗效】以本方治疗桥本甲状腺炎 1 例，服药 2 月余，病告痊愈。

【来源】赵武能．门冬清肺饮治疗甲状腺疾病举隅．湖南中医杂志，2007，23（2）：72－73

❀ 扶正清瘿方

柴胡9g　郁金9g　香附9g　八月札12g　鬼针草12g　黄芪30g
茯苓12g　板蓝根30g　黄芩9g　桃仁12g　红枣20g　生甘草6g

【用法】加纯净水500ml浸泡60分钟，煎煮30分钟取汁250mg，再加纯净水300mg，煎煮30分钟取汁50ml，两煎相兑，为成人一日之总剂量，分早晚服。

【功效】疏肝健脾，清热化痰祛瘀。

【适应证】**桥本甲状腺炎（肝郁脾虚型）。**

【来源】王荣初，张小可，王敏建. 扶正清瘿方治疗桥本甲状腺炎的临床研究. 齐齐哈尔医学院学报，2002，23（3）：287-288

❀ 扶正消瘿方

黄芪30g　白芍30g　丹参30g　茯苓20g　白术15g　黄精15g
桂枝10g　川芎10g　郁金10g　海藻10g　昆布10g　浙贝母10g　三棱10g　莪术10g

【用法】水煎服，每天2次，每日1剂。

【功效】调和气血，行瘀化痰散结。

【适应证】**桥本甲状腺炎（气滞血瘀痰凝型）。**

【临证加减】甲减者加熟地、仙灵脾、仙茅、鹿角胶；黏液性水肿者加茯苓、猪苓、车前子；甲亢者加玄参、丹皮、夏枯草；甲状腺肿硬明显者加穿山甲、皂角刺等。

【疗效】以扶正消瘿法治疗桥本甲状腺炎40例，临床治愈6例（症状与体征消失，B型超声波检查甲状腺正常，血清甲状腺抗体恢复到正常水平），显效24例（症状基本消失，肿大的甲状腺明显缩小，B型超声波检查甲状腺或结节明显缩小，甲状腺抗体下降或接近正常水平），好转6例（症状减轻，肿大缩小，甲状腺抗体有所改善），无效4例（症状、体征及甲状腺抗体无变化），总有效率90%。

【来源】彭勃. 扶正消瘿法治疗桥本氏病疗效观察. 山西中医，2010，26（01）：17-18

🪷 补中益气汤加味

人参 25g　黄芪 30g　焦白术 15g　当归 10g　升麻 10g　柴胡 10g　夏枯草 10g　半夏 6g　海藻 5g　白芍 10g　干姜 10g　枸杞子 20g　贝母 6g　炙甘草 5g

【用法】水煎服，每天 2 次，每日 1 剂。

【功效】健脾益气，理气化瘀，消痰散结。

【适应证】**桥本甲状腺炎（脾虚痰气瘀滞型）。**

【疗效】以本方治疗桥本甲状腺炎 60 例，治愈 19 例（临床症状消失，甲状腺无肿大，实验室检查各项指标正常），有效 30 例（临床症状明显减轻，甲状腺肿大缩小超过 50%，TG、TM 明显下降或达到正常值以下，甲状腺激素水平正常），好转 7 例（临床症状减轻，实验室检查多项指标接近正常），无效 4 例（症状及实验室检查无变化或有加重），总有效率为 93%。

【来源】周桂荣，徐萍芝，崔鹏. 补中益气汤加味治疗桥本甲状腺炎 60 例. 实用中医内科杂志，2007，21（2）：66 – 67

🪷 四七汤

半夏 15g　茯苓 12g　紫苏 8g　陈皮 10g　生姜 10g　大枣 4 枚

【用法】水煎服，每天 2 次，每日 1 剂。

【功效】理气化痰散结。

【适应证】**桥本甲状腺炎（气滞痰凝型）。**

【疗效】以本方治疗桥本甲状腺炎 35 例，痊愈 11 例，显效 13 例，有效 9 例，无效 2 例，总有效率 94.3%。

【来源】陈爱华，邵桃. 四七汤治疗桥本氏病 35 例疗效观察. 新中医，2003，35（12）：31 – 32

🪷 夏黄消瘿汤

夏枯草 20g　黄药子 10g　白头翁 10g　玄参 10g　僵蚕 10g　白芷 20g　黄芪 30g　荔枝核 10g　白芥子 15g　甘草 15g

【用法】水煎服，每天 2 次，每日 1 剂。

【功效】散结消瘿。

【适应证】**慢性淋巴细胞性甲状腺炎（痰气交结）**

【临证加减】甲状腺肿大明显，加三七末2g（冲服）；失眠者，加远志10g、酸枣仁10g；眼睛突出明显，加鸡血藤30g、牛膝15g；心悸，手抖动，加珍珠母30g（先煎）、钩藤15g（后下）；怕热，多汗，加白薇10g、地骨皮10g；大便溏泻者，加扁豆30g、薏苡仁20g；怕冷，浮肿合真武汤应用。

【疗效】以本方治疗慢性淋巴细胞性甲状腺炎74例，治愈（症状消失，甲状腺包块基本消失；血沉正常；甲状腺功能正常；甲状腺免疫学检查指标正常）54例，好转（症状消失，甲状腺肿明显缩小；血沉下降；甲状腺功能及免疫学检查指标基本正常；仍需服用维持量药物治疗，停药后易复发）17例，无效（症状：体征无改善）3例，总有效率95.95%。

【来源】庞兆荣."夏黄消瘿汤"治疗慢性淋巴细胞性甲状腺炎临床体会.医学创新研究，2007，4（21）：158

活血消瘿汤

柴胡10g 郁金10g 瓜蒌皮15g 白芥子20g 桃仁10g 三棱10g 莪术10g 王不留行30g 土贝母20g 自然铜15g 蜣螂虫3枚

【用法】水煎服，每天2次，每日1剂。

【功效】疏肝理气，化痰活血。

【适应证】**慢性淋巴细胞性甲状腺炎（气滞痰凝血瘀型）。**

【来源】方邦江，周爽，鲁新华.陈如泉运用活血消瘿汤治疗慢性淋巴细胞性甲状腺炎经验.中医杂志，2002，43（6）：419

香附散

香附22.5g 厚朴15g 枳实22.5g 柴胡15g 白芍25g 川芎22.5g

【用法】上药共研为细末，每日3次，每次2g内服。属阴虚者，加服六味地黄丸（黄精40g，生山药30g，泽泻15g，丹皮15g，茯苓25g，枸杞子25g，按常规炮制成蜜丸，每丸10g），每日3次，每次1丸内服；阳虚者，加服金匮肾气丸（每丸10g），每日3次，每次1丸内服。

【功效】理气滋肾，活血化瘀，行气破结。

【适应证】**慢性淋巴细胞性甲状腺炎（气滞血瘀型）。**

【疗效】以复方香附散治疗慢性淋巴细胞性甲状腺炎 265 例，治愈 102 例（症状消失，甲状腺微粒体抗体、甲状腺球蛋白抗体放射免疫测定及血沉均恢复正常，甲状腺肿块基本消失），好转 155 例（症状基本消失，甲状腺明显缩小，血沉、TG、TM 明显下降），无效 8 例（症状有改善，有关检查阳性指数改善不明显）。

【来源】肖秋生，王孜优. 复方香附散治疗慢性淋巴细胞性甲状腺炎 265 例. 吉林中医药，1994，（1）：18－19

桂枝茯苓丸

桂枝 9g　茯苓 9g　牡丹皮 9g　白芍 9g　桃仁 9g

【用法】水煎服，每天 2 次，每日 1 剂。

【功效】通调气血，平衡阴阳，扶正消癥。

【适应证】**桥本甲状腺炎（气滞痰凝血瘀型）。**

【临证加减】怕热汗出，烦躁失眠，舌红脉弦数者，加黄药子 21g、夏枯草 9g、玄参 9g；嗜睡怕冷，乏力水肿，舌淡胖，脉迟缓者，加黄芪 30g、白术 9g、山茱萸 9g；甲状腺肿大者，加海藻 21g、莪术 15g、穿山甲 12g。

【疗效】以本方治疗桥本甲状腺炎 23 例，显效 11 例（症状、体征消失或基本消失，TT3、TT4、TSH 恢复正常或接近正常，TMAb 和 TGAb 转阴或滴度明显下降），有效 11 例（症状、体征及 TT3、TT4、TSH 均有改善，TMAb、TGAb 滴度均有不同幅度下降），无效 1 例（症状、体征及各项化验指标无明显变化），总有效率为 95.6%。

【来源】周长泉. 桂枝茯苓丸治疗桥本病疗效观察. 河北中医，2001，23（9）：691

加味柴胡疏肝汤

柴胡 10g　川芎 10g　香附 10g　枳壳 10g　甘草 6g

【用法】水煎服，每天 2 次，每日 1 剂。

【功效】疏肝理气。

【适应证】**桥本甲状腺炎（肝郁气滞型）。**

【临证加减】心烦易怒，时欲叹息，加郁金10g、青皮10g、酸枣仁10g、夜交藤10g；面色㿠白，形寒肢冷，加党参10g、黄芪10g、山药10g、熟地10g；手足潮热，多汗心悸，加生地10g、丹参10g、山萸肉10g、泽泻10g。

【疗效】以本方治疗桥本甲状腺炎30例，治愈23例，好转5例，未愈2例，总有效率93.2%。

【来源】王桥专. 加味柴胡疏肝汤治疗桥本氏病30例. 实用中西医结合临床，2003，3（6）：19

🪷 软坚消瘿汤

柴胡10g　当归15g　白芍15g　香附15g　夏枯草15g　王不留行20g　玄参20g　海藻10g　昆布10g　陈皮10g　茯苓10g　白术10g　砂仁10g

【用法】水煎服，每天2次，每日1剂。

【功效】疏肝解郁，化痰软坚，散结消瘿。

【适应证】慢性淋巴细胞性甲状腺炎（痰气交阻，肝气郁结型）。症见：双侧甲状腺Ⅱ度肿大，质韧，未触及结节，血管杂音（－），无眼突、无手颤体征，舌淡红，苔薄黄，脉细弦。

【疗效】以本方治疗慢性淋巴细胞性甲状腺炎1例，每日1剂，服用28剂后，甲状腺Ⅰ度肿大，查甲功及抗体均在正常范围内；后隔日1剂，2个月后，甲状腺不肿大，再查甲功及抗体，均在正常范围内。

【来源】马帅，张兰. 张兰教授运用软坚消瘿汤论治慢性淋巴细胞性甲状腺炎经验. 中医药信息，2011，28（1）：31－32

🪷 柴胡疏肝散合左甲状腺素钠片

柴胡10g　当归10g　香附12g　茯苓12g　黄药子12g　川芎9g　玄参9g　陈皮9g　黄芪30g　夏枯草15g　浙贝15g　甘草5g

【用法】水煎服，每天2次，每日1剂。同时配合服用左甲状腺素钠片（化学名：优甲乐，生产厂家：德国默克一里昂制药，规格：50μg×100片/盒）。初始剂量每日12.5～25μg，根据血清甲状腺激素水平进行调整。加至每日最大剂量75μg，早晨空腹服用，每日1次，连续治疗3个月。

【功效】疏肝理气，消瘿散结。

【适应证】**桥本甲状腺炎（肝气郁结型）**。

【临证加减】若兼有阴伤症状者，加用生地黄、麦冬、沙参、玉竹；兼有甲状腺功能减退者加用淫羊藿、肉苁蓉、巴戟天、首乌等；大便溏者加用扁豆、薏苡仁等。

【疗效】以本方配合使用左甲状腺素钠片治疗桥本甲状腺炎65例，显效24例，有效37例，无效4例，总有效率93.8%。

【来源】陶四青，周睿，卢仙球. 柴胡疏肝散加减联合左甲状腺素钠片治疗桥本甲状腺炎65例. 浙江中医杂志，2011，46（3）：174－175

❀ 益气化痰消瘿方

生黄芪30g　太子参15g　茯苓15g　淫羊藿15g　浙贝母10g　当归10g　穿山甲10g　三棱10g　桃仁10g

【用法】水煎服，每天2次，每日1剂。服用益气化痰消瘿中药汤剂的同时口服甲巯咪唑2.5～5mg或左甲状腺素钠片12.5～25μg，每日1次。

【功效】益气化痰，消瘿散结，调节免疫。

【适应证】**桥本甲状腺炎（气虚痰阻型）**。

【临证加减】兼有阴虚火旺者加生地黄20g、玉竹9g、北沙参12g、夏枯草12g；阳虚明显者加桂枝、附子各5g、肉苁蓉12g、巴戟天15g；伴有结节、质地较硬者加山慈菇6g。

【来源】张敏，张毅. 益气化痰消瘿法对桥本甲状腺炎患者血清甲状腺球蛋白抗体7甲状腺过氧化物酶抗体的影响. 中医杂志，2007，48（5）：414－415

❀ 绿豆羹

绿豆50g　冰糖30g

【用法】每日1剂，将绿豆慢火熬制成汤羹，加冰糖调食。

【功效】清热解毒。

【适应证】**亚急性甲状腺炎急性发病期（热毒壅盛型）**。

【来源】刘国政，王惟恒. 甲状腺疾病千家妙方. 北京：人民军医出版社，2012：57

马兰头豆腐干

马兰头 500g　香豆腐干 100g

【用法】每日 1 剂，均开水烫过切丁，加调料拌食。

【功效】清热解毒。

【适应证】**亚急性甲状腺炎急性发病期（热毒壅盛型）。**

【来源】刘国政，王惟恒．甲状腺疾病千家妙方．北京：人民军医出版社，2012：57

通络活血方联合针刺

柴胡 12g　元胡 12g　香附 12g　当归 12g　生地黄 12g　益母草 12g　路路通 12g　半夏 12g　木香 10g　郁金 10g　桃仁 10g　全蝎 10g

【用法】水煎服，每天 2 次，每日 1 剂。并且联合穴位针刺治疗：针刺内关、阳陵泉、合谷穴，用 1～1.5 寸、直径 0.32mm 不锈钢毫针，匀速进出针，针刺手法以"泻实"为主，强刺激，每次留针 3 分钟，10 分钟行针 1 次，出针后按压针孔以防出血，每日 1 次。

【功效】疏肝健脾，理气活血。

【适应证】**桥本甲状腺炎（肝郁脾虚，痰瘀互结型）。**

【临证加减】低热心烦者加地骨皮、黄芩以清热利湿；甲状腺明显肿大者加生牡蛎、生龙骨以软坚散结；纳呆便秘者加砂仁、大黄以理气通便；失眠多汗者加合欢花、乌梅以养心滋阴止汗。

【疗效】以本方治疗联合针刺治疗桥本甲状腺炎 48 例，显效 26 例，有效 16 例，无效 6 例，总有效率为 87.5%。

【来源】阴建军．通络活血方联合针刺治疗桥本甲状腺炎 48 例．黑龙江中医药，2010，(6)：43

艾炷灸

取穴：①膻中、中脘、关元；②大椎、肾俞、命门

【用法】采用隔附子饼灸。两组穴位交替，轮流施灸。每次每穴 3 壮。隔天治疗 1 次。另予晨起空腹口服优甲乐片（25μg/d）。

【功效】温脾补肾。

【适应证】桥本甲状腺炎（**脾肾亏虚，阳气虚衰型**）。症见：甲状腺弥漫性对称性肿大，气短乏力，面色少华，不耐疲劳，自汗出，纳差等。

【来源】张育瑛，夏勇，游世晶. 艾药结合治疗 84 例桥本氏甲状腺炎中医证候分析. 辽宁中医药大学学报，2013，15（3）：95–96

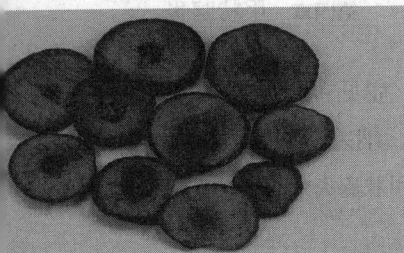

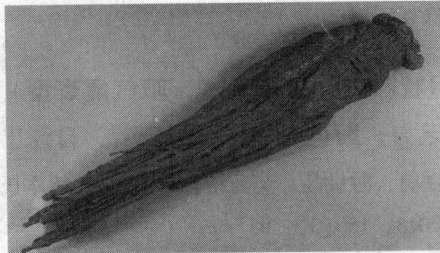

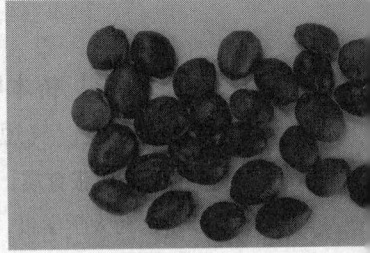

第五章
甲状腺囊肿

　　甲状腺囊肿是指在甲状腺中发现含有液体的囊状物，表现为光滑，压之有张力，B超显示无回声的液平，穿刺见液体则诊断明确。甲状腺囊肿通常没有症状，除非囊肿很大或囊肿内有出血的现象，这时可能造成一些压迫的症状，如疼痛、吞咽困难、呼吸困难、声音沙哑等。一般不疼或轻微疼痛，随着吞咽上下移动。多数是单发结节，少见多发结节。

　　本病的诊断标准为：①甲状腺呈一侧或双侧肿大、确诊为软体结节，压之有囊性感，局部肤色温度正常，无明显压痛。②基础代谢、碘^{131}测定及血液甲状腺素测定排除甲亢、单纯性甲状腺肿、甲状腺炎、甲状腺肿瘤。③经A型超声波或B型超声波检查，除见甲状腺体积增大外，并出现液平波。

夏少农方

白芍 12g　玄参 9g　制香附 12g　夏枯草 30g　白芥子 12g　海浮石 30g　僵蛹 6g

【用法】水煎服，每天 2 次，每日 1 剂。

【功效】养阴疏气豁痰。

【适应证】**甲状腺囊肿（气滞痰凝之阴证）**。

【疗效】典型病例：某患者，肿块约 3cm×3cm，服药 3 周，肿块全部消散，数年未见复发。

【来源】上海市卫生局．上海老中医经验选编．上海：上海科学技术出版社．1980：543

消瘿软坚汤

蒲公英 30g　连翘 30g　玄参 20g　山豆根 10g　夏枯草 30g　山慈菇 10g　生地 30g　枳壳 15g　野菊花 15g　僵蚕 10g　蜈蚣 2 条　半枝莲 30g　白芍 30g　麦冬 20g　炒白芥子 10g　天葵子 10g　生牡蛎 40g　鳖甲 20g　丹参 20g　生甘草 10g　海藻 20g

【用法】每剂加水 1000ml 煎至 280ml，早晚分服，1 周为一疗程。

【功效】清热解毒，软坚散结。

【适应证】**甲状腺囊肿（热毒痰瘀型）**。甲状腺肿大，压迫气管或食道出现颈部憋胀或气短或吞咽困难，咽部充血红肿疼痛，口干渴，颈部浅表静脉扩张或声音嘶哑，心慌手抖。

【临证加减】气阴两虚加生黄芪 30g、太子参 15g；心经有热，心烦心悸加黄连 6g、夜交藤 30g、炒远志 20g、柏子仁 15g；甲状腺肿大明显、质坚者，或恶性淋巴癌症，加化痰软坚药如海藻、黄药子、猫爪草；气滞血瘀较重者加三棱、莪术、石见穿。

【疗效】治疗组 70 例，治愈 38 例，显效 9 例，有效 18 例，无效 5 例，总有效率为 92.7%。

【来源】张吉升．中医药治疗颈部瘿瘤肿块 100 例临床观察．内蒙古中医药，1999，(2)：12

内消瘰疬丸

夏枯草 400g　海藻 50g　天花粉 50g　浙贝母 50g　海蛤壳 50g
大青盐 50g

【制法】制成水丸剂，每袋 18g。

【用法】每次 6~9g，口服，每日 2 次。

【功效】清肝降火，软坚散结，化痰消肿。

【适应证】**甲状腺囊肿（痰火互结型）**。症见：颈部瘿肿，疼痛剧烈，发热口渴，小便短赤，大便秘结，舌红，苔黄，脉弦数。

【来源】郑玉玲 . 中西医肿瘤诊疗大全 . 北京：中国中医药出版社，1996，10：333

木通散

木通 30g　松萝 30g　肉桂 30g　蛤蚧（酥炙）3g　白蔹 30g　琥珀 30g　海藻（洗）30g　昆布（洗）30g

【用法】上药共研为细末，每次 6g，不拘时温黄酒调服。

【适应证】**治项下卒生结囊欲成瘿。**

【来源】外科集验方·瘿瘤论

五瘿丸

菖蒲 60g　海蛤 30g　白蔹 30g　续断 30g　海藻 30g　松萝 30g
肉桂 30g　倒挂草 30g　花椒 30g　半夏 30g　神曲 90g　羊靥 100 枚

【用法】上药共研为细末，以牛羊猪髓为丸，如芡实大。每服一丸，食后及临卧嚼化服。

【适应证】**治项下卒生结囊欲成瘿。**

【来源】外科集验方·瘿瘤论

吴定寰消瘿 I 号

炒香附 20g　莪术 12g　黄药子 15g　炒白术 18g　浙贝母 20g　黄芩 15g

【用法】水煎服，每日 1 剂。

【适应证】**甲状腺囊肿（痰气郁结型）。**

【注意事项】甲状腺功能亢进症，有出血倾向者，甲状腺癌不宜服。服用本方治疗期间，患者应保持心情舒畅，女性患者月经期服用宜缓，量适减，月经量偏多者宜暂停服药。

【来源】南京中医药大学．方药传真．南京：江苏科学技术出版社，2003：276

🪷 万友生黄药子汤

黄药子15～30g 橘核 海藻各15～20g 昆布15～20g 生薏苡仁15～20g 夏枯草10～15g 连翘10～15g 防风10～15g 荆芥5～10g 薄荷5～10g

【用法】水煎服，每日1剂。

【适应证】**甲状腺囊肿**。

【临证加减】囊肿见大便秘结者，加浙贝母15g，玄参20g，麦冬15g，生地黄15g。

【疗效】观察1例，连服2个月，甲状腺囊肿完全消失。随访8年未见复发。

【注意事项】肝功能不正常者不宜使用，否则会加重肝脏损害。服药后肿虽见消退，但发现肝功能不正常者，应即停药。停服后肝功能会自行恢复。

【来源】南京中医药大学．方药传真．南京：江苏科学技术出版社，2003：391

🪷 活血化瘀汤

当归15～30g 海藻15～30g 川贝母9～12g 半夏9～12g 炒山甲9～12g 黄药子9～12g 牡蛎9～15g 桃仁9～15g 赤芍15～30g

【用法】头煎加水约500ml，先泡20分钟，武火煮沸后，改小火再者沸30分钟，取液约200ml；两煎药汁混合后，分成2份。口服（温服），30天为一疗程。

【功效】活血化痰散瘿。

【适应证】**甲状腺囊肿**（肝郁脾虚、气结痰凝血瘀型）。

【疗效】50例中临床治愈（治疗3个疗程经触诊、B超诊查腺肿消失者）18例，进步（治疗3个疗程腺肿明显缩小者）25例，无效（治疗超过3个疗程后腺肿未见缩小者）7例。

【来源】梁饮，梁伏河．活血化瘀汤治疗甲状腺囊肿50例疗效观察．广西中医药，1989，（4）：87

消囊丸合红膏药

消囊丸：炙乳香 35g　炙没药 35g　地龙 70g　当归 40g　甲片 75g　制马钱子 7.5g　制香附 35g　全蝎 10g　三棱 35g

红膏药：制松香 300g　苦杏仁 20g　银朱 100g　炙乳香 50g　炙没药 50g　蓖麻子油 30g　阿魏 15g

【用法】消囊丸：上药其研成细粉，过 120 目筛，做成黄豆大丸剂，每日 2 次，每次 10 粒，饭后水送服。红膏药：先将上药研成细粉放入搪瓷锅内，隔水蒸 1 小时后取出，用棒不断搅匀再蒸半小时后，再用木棒搅匀，大约十多次充分搅匀成膏，摊于膏药约上贴于患处。

【功效】消囊丸：破瘀通络消肿。红膏药：消肿止痛，消坚化痰。

【适应证】甲状腺囊肿。

【疗效】30 天为一疗程，一般需 2 个疗程，最长 282 天，平均 88 天。74 例中治愈（临床检查肿块消失，并经 B 超复查证实，症状基本消失）60 例；显效（临床检查肿块及 B 超复查肿块缩小）9 例；无效（肿块复查无变化）5 例。

【来源】张杨. 中药消囊丸治疗甲状腺囊肿 76 例. 辽宁中医杂志，199，12：29－30

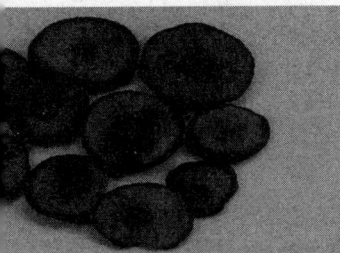

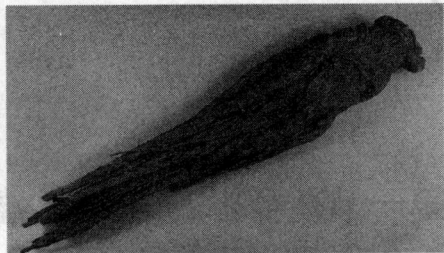

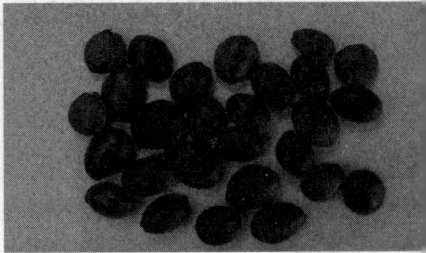

第六章

甲状腺肿瘤

根据肿瘤性质不同，可以将甲状腺肿瘤分为良性肿瘤与恶性肿瘤。

甲状腺良性肿瘤，一般常见有甲状腺腺瘤、结节性甲状腺肿、亚急性甲状腺炎、甲状舌管囊肿等。

甲状腺恶性肿瘤，一般分为甲状腺癌、恶性淋巴瘤及转移瘤。最常见的是甲状腺癌，极少数可有恶性淋巴瘤及转移瘤，甲状腺癌占全身恶性肿瘤的1%。除髓样癌外，绝大部分甲状腺癌起源于滤泡上皮细胞。甲状腺癌的发病率与地区、种族、性别有一定关系。

第一节　甲状腺良性肿瘤

🪷 加减海藻玉壶汤

海藻 12g　昆布 12g　浙贝母 12g　制半夏 9g　制胆南星 2g　陈皮 6g　青皮 6g　川芎 9g　莪术 9g　当归 9g　甘草 6g

【用法】每天 1 剂，煎煮 2 次，每次取汁 250ml，2 次/天，早晚餐后 30 分钟，温服，3 个月一疗程。

【功效】养阴益气，行气化痰。

【适应证】**甲状腺瘤（气滞痰阻，气阴两虚型）**。症见：瘿囊内肿块，呈圆形，表面光滑，随吞咽上下移动，无疼痛和压痛。并发出血时，肿块可迅速增大，伴有胀痛。肿块增大时，可有呼吸困难、吞咽困难、声音嘶哑等压迫症状。

【临证加减】合并甲亢者，加益气养阴药太子参 12g、麦冬 12g、五味子 9g。

【疗效】治疗 108 例，治愈 19 例，好转 62 例，未愈 27 例，总有效率 81%。

【来源】曾灏，王少丽，林伟根. 加减海藻玉壶汤治疗肉瘿 108 例临床疗效分析. 广东医学，2010，4，31（8）：1050－1052

🪷 柴胡疏肝散加减

柴胡 15g　枳壳 12g　陈皮 12g　香附 12g　川芎 9g　芍药 9g　甘草 6g

【用法】两日 1 剂，水煎 3 次，每次煎 15～20 分钟，取汁 900ml，早中晚各口服 150ml。

【功效】疏肝理气，化痰行血。

【适应证】**甲状腺瘤（气滞痰凝血瘀型）**。症见：颈前肿块，质较软而光滑，能随吞咽上下移动，胁肋顶胀，嗳气纳差，舌苔薄白，脉弦滑。

【临证加减】视体质各异及肿块大小等症情，可酌情加浙贝母、夏枯草、海藻、昆布等化痰软坚；加白芥子温化经膜之痰；加丹参、三棱、莪术、穿山甲等化瘀散结；加桔梗引药上行。

【疗效】治疗瘿瘤 120 例，随访疗效。肿块完全消失痊愈 96 例；18 例因中断治疗，肿块均有不同程度减小；6 例无效转外科手术切除治疗。治愈率 80%，有效率 93%。

【来源】张兴正. 柴胡疏肝散加减治疗瘿瘤 120 例. 四川中医，2006，24 (8)：55 - 56

当归芍药散加味

　　当归 10g　赤芍 10g　川芎 10g　白术 20g　茯苓 20g　泽泻 20g　穿山甲 15g　夏枯草 15g　半夏 15g　郁金 20g　猫爪草 20g　象贝母 10g　莪术 15g

【用法】水煎服，每天 2 次，每日 1 剂。

【功效】柔肝健脾，化痰理气，活血散结。

【适应证】**甲状腺瘤囊性变（气滞痰凝型）**。症见：胸闷，纳呆，大便溏，舌淡有齿印，苔薄白，脉弦细。

【疗效】治疗患者 1 例，10 剂后自觉症状缓和，继服 50 剂后肿块消失。

【来源】张子才. 当归芍药散新用. 中医药临床杂志，2004，16 (3)：219 - 220

黄药子酒

　　黄药子 300g　白酒 1500g

【制法】黄药子研为细末，与白酒和匀，分装于 4 个 500ml 盐水瓶中，绵线扎紧瓶塞，放于铁锅中，加水后加温至 60℃ ~70℃（超过 70℃瓶易炸裂），4 小时后取出，冷却过滤后即可。

【用法】每次 6ml，每日 3 次，睡前加服 12ml。不会饮酒者，可少量多次服用，保持口中常有酒味。1 个月为一疗程，肿瘤消失后巩固治疗半个疗程。伴肝病者忌服。

【功效】凉血降火，消瘿解毒。

【适应证】**甲状腺瘤（气滞痰凝毒瘀型）**。症见：颈前肿块，无压痛，质硬，随吞咽上下移动。

【疗效】治疗患者48例，经1~2个疗程治疗，40例治愈（触诊局部肿块消失，B超复查甲状腺回声均匀，未见结节）；5例显效（触诊局部肿块明显缩小，B超复查原有结节缩小60%以上）；1例有效（触诊局部肿块缩小，B超复查原有结节缩小<60%）；2例无效（局部肿块未缩小或增大，B超复查结节无变化或增大）。总有效率95.8%。治愈病例中3例1年后复发，再服黄药子酒1个疗程后痊愈。

【来源】马祥荣. 黄药子酒治疗甲状腺腺瘤48例. 浙江中医杂志，1996，(9)：396

二化散瘿方

丹参20g　赤芍10g　当归10g　桃仁10g　炮山甲5g　皂角刺6g　半夏15g　浙贝母15g　陈皮15g　青皮10g　昆布20g　浮海30g

【用法】水煎服，每天2次，每日1剂。20天为一疗程。

【功效】活血化瘀，化痰散结。

【适应证】**甲状腺瘤（血瘀痰结型）**。症见：右侧颈部肿物如鸡蛋大，质硬，光滑，轻压痛，肿物可随吞咽活动，皮色不变。

【临证加减】甲瘤坚实者加莪术、海蛤壳、牡蛎；瘤内有积液者加土茯苓、泽泻；喉间有痰加枳壳、桔梗，甲瘤变软后去炮山甲、皂角刺。

【疗效】2例患者前后服用20剂左右，瘤体皆消失，随访未见复发。

【来源】刘泽强. 活血化瘀与化痰散结相结合治疗甲状腺瘤2例. 中国医学创新，2009，6（33）：5

结消散

党参　黄芪　玄参　当归　夏枯草　浙贝　乌梢蛇　丹参各500g　穿山甲　全蝎各150g　蜈蚣100条

【用法】上药共为细末，调匀，消毒，制成散剂备用。温水冲服，成人每服5g，2~3次/天，儿童酌减。

【功效】益气养阴，化痰软坚，散结消瘿。

【适应证】**左甲状腺腺瘤**。症见：颈部肿块，表面光滑，质地中等，随吞咽动作而上下转动，触痛明显，苔白腻，脉弦细。

【疗效】治疗患者1例，服药1个月后，甲状腺肿块缩小至2cm×2cm，已无触痛，前方去黄药子又服 1 个月，肿块为 1.5cm×1.5cm 大小，后继服 3 个月肿块全消，无不适，B 超检查未发现异常。

【来源】孔宪华，于宪权．结消散临床运用举隅．湖北中医杂志，2001，23（3）：43－44

消散瘿瘤汤

　　山慈菇 10g　炮山甲 10g　黄药子 6g　海藻 30g　昆布 30g　夏枯草 10g　贝母 10g　牡蛎 30g　僵蚕 10g　郁金 10g　天花粉 12g　玄参 15g　金桔叶 6g

【用法】水煎服，每天 2 次，每日 1 剂。

【功效】化癥软坚，散结消瘿。

【适应证】**甲状腺腺瘤（气滞痰结型）**。症见：颈部肿块位于一侧或两侧，呈圆形或椭圆形，质地较周围甲状腺组织稍硬，表面光滑，无压痛，能随吞咽上下移动。

【疗效】42 例患者中，12 例服药 10 剂开始见效，服完 20 剂时病灶消除；25 例患者于服药 15 剂后病灶缩小，服药 30～40 剂后，病灶全部消除，病获痊愈；5 例患者服药 50 剂后，仅残留一黄豆大小结节。对所有病人的甲状腺进行放射性[131]I 同位素扫描复查，均未见异常。观察结果表明，本组痊愈 37 例（88%），有效 5 例（12%）。

【来源】陈森，陈曙辉．消散瘿瘤汤治疗甲状腺腺瘤 42 例．吉林中医药，1991，（3）：29

消瘿瘤汤

　　海藻 20～30g　昆布 20～30g　夏枯草 20g　木香 5g（研末冲服）桔梗 6～10g　玄参 15g　浙贝母 10g　生牡蛎 30g　炮山甲 6～9g　三棱 15g　莪术 10g

【用法】以凉水 800ml 浸泡 1 小时，再以文火煎至 300ml，每剂共煎 3 次，以 3 次之药汁混匀后再等分 2～3 次口服，每剂 1 日服尽，隔日服 1 剂。

【功效】活血化瘀，软坚散结。

【适应证】**单纯性地方性甲状腺肿大与甲状腺腺瘤（痰凝血瘀型）**。

【疗效】治疗单纯性地方性甲状腺肿大组 97 例，总有效率 90.7%，治疗甲腺瘤组 97 例，总有效率 87.5%，疗效显著。

【来源】吕志刚. 消瘿瘤汤治疗单纯性地方性甲状腺肿大与甲状腺腺瘤 129 例. 内蒙古中医药，1994，4：9-10

❀ 四海舒郁丸

海蛤壳 6g　昆布 60g　海藻 60g　海螵蛸 60g　陈皮 6g　青木香 15g

【用法】水煎服，每天 2 次，每日 1 剂。

【功效】理气舒郁，化痰消瘿。

【适应证】**甲状腺瘤（气郁痰阻型）**。症见：甲状腺显著肿大，伴有心悸汗出、胁痛，手足麻木、腰酸、目眩等。

【来源】《疡医大全》

❀ 复方玄参汤

玄参 30g　白芍 12g　制香附 12g　夏枯草 30g　海浮石 30g　白芥子 12g

【用法】水煎服，每日 1 剂，分 2 次服用，连服 3 个月为 1 个疗程。

【功效】化痰散结，解毒消肿。

【适应证】**甲状腺瘤（痰结毒瘀型）**。

【临证加减】显效慢者加蛇果草 30g、猫爪草 30g。

【疗效】据临床观察，用本方治疗甲状腺腺瘤 206 例，临床治愈 49 例，显效 58 例，有效 62 例，无效 37 例，总有效率 82%。

【来源】刘国政，王惟恒. 甲状腺疾病千家妙方. 北京：人民军医出版社，2012：23

❀ 消瘿方

玄参 15g　生牡蛎 30g（先煎）　浙贝母 9g　夏枯草 15g　海浮石 12g　香附 12g　青皮 9g　当归 18g　海藻 24g　昆布 24g　柴胡 9g　红花 12g　半夏 12g

【用法】水煎服，每日 1 剂。

【功效】疏肝理气，软坚散结。

【适应证】**甲状腺瘤（气滞痰凝型）**。

【疗效】有报道用此方治疗甲状腺腺瘤 6 例，均收到满意效果。

【来源】李文亮，齐强．千家妙方·下．北京：战士出版社，1982：538

🌸 黛蛤消瘿方

　　海藻 10g　昆布 10g　黛蛤粉 10g　海浮石 10g　当归 10g　制香附 10g　连翘 10g　黄药子 15g　法半夏 6g　青皮 6g　陈皮 6g　生甘草 2g

【用法】水煎服，每日 1 剂。

【功效】软坚化痰，理气和营。

【适应证】**甲状腺瘤（气滞痰凝型）**。

【临证加减】肿块质地坚硬，无明显虚弱征象者，酌加三棱、莪术、大黄、炮山甲；体胖舌苔白腻者，上方去连翘、海浮石，加胆星、川厚朴、茯苓；形瘦多火，伴舌红口干咽燥心烦者，上方去半夏、香附、陈皮，加麦冬、夏枯草、玄参、生地、沙参、牡丹皮；体弱或年岁较高，或久服行气活血、化痰破积药不效者，酌加黄芪、党参、生地黄、白芍、丹参。

【疗效】据临床观察，用本方治甲状腺肿瘤 20 例，治愈甲状腺瘤 9 例，甲状腺囊肿 2 例，结节甲状腺肿 1 例，好转 5 例，无效 3 例。

【来源】刘国政，王惟恒．甲状腺疾病千家妙方．北京：人民军医出版社，2012：24

🌸 内消瘿瘤汤

　　土茯苓 30g　苦参 10g　天花粉 10g　皂角刺 10g　半夏 10g　陈皮 6g　桔梗 10g　夏枯草 10g　郁金 10g　柴胡 10g　甘草 6g

【用法】水煎服，每天 1 剂。

【功效】涤痰清热，理气散结。

【适应证】**甲状腺瘤（痰气郁结）**。

【临证加减】痰多者，可加川贝母 10g 或白芥子 10g。

【疗效】据报道，用内消瘿瘤汤治疗甲状腺腺瘤，一般治愈需服 6～30 剂。

【来源】李文亮，齐强．千家妙方．北京：战士出版社，1982：537

🪷 消瘿散瘤汤

夏枯草12g　连翘12g　赤芍12g　浙贝母12g　穿山甲10g　瓦楞子30g　白芥子10g　三棱10g　莪术10g　半枝莲10g　胆南星10g　黄芩6g　海藻15g　甲状腺片20mg

【用法】水煎服，每日1剂。同时口服甲状腺片20mg，每日1次。

【功效】化痰清热，破瘀消瘿。

【适应证】甲状腺瘤（痰血壅结型）。症见：颈部包块，自揉后增大，无压痛，有压迫感，质中硬，可随吞咽上下移动，舌质红，苔薄黄腻。ECT扫描（发射型计算机断层像仪）示甲状腺右叶凉结节。

【疗效】治疗患者1例，共治疗2月余，病告痊愈为巩固疗效，防止复发，中药隔日1剂，甲状腺片20mg，隔日1次，再服1个月。随访半年，未见复发。

【来源】王旭，陈金锭.中西医结合治疗甲状腺腺瘤36例.山东中医药杂志，1996，15（2）：75-76

🪷 川芎天葵汤

当归6g　川芎6g　乌药6g　玄参12g　海浮石12g　海藻10g　昆布10g　土贝母10g　天葵子10g　八月札9g

【用法】水煎服，每天2次，每日1剂。

【功效】化痰理气，活血祛瘀，软坚散结。

【适应证】甲状腺瘤（气滞血瘀痰结型）。

【临证加减】阴虚口燥咽干、舌光、脉细，酌加北沙参、生地黄、石斛；甲状腺腺瘤囊内出血伴感染，加银花、连翘、白茅根、仙鹤草、夏枯草；病久肿块质硬，加炮穿山甲、皂角刺、丹参；情志失调，肝气郁结，加柴胡、生白芍、合欢皮、佛手花、玫瑰花；伴甲亢，加钩藤、石决明、珍珠母、灵磁石、滁菊花。

【疗效】据浙江中医学院肿瘤研究室王绪鳌教授临床验证，用本方治疗甲状腺腺瘤80例，肿瘤完全消失为痊愈，计42例；肿瘤缩小一半以上为显效，计12例；肿瘤缩小不足一半为有效，计20例；无效6例。从42例痊愈病例看，服药时间1个月以上7例，1~2个月1月14例，2~3个月8例，3~4

个月1例，6个月以上2例。

【来源】胡熙明，吕明方．中国中医秘方大全．上海：文汇出版社，1989：85-86

海藻昆布汤

海藻　昆布各20g　生牡蛎　海浮石　黄药子　夏枯草各15g　当归　炒穿山甲　三棱　莪术各10g　木香6g

【用法】水煎服，每天2次，每日1剂。

【功效】化痰软坚，理气消瘿。

【适应证】**甲状腺瘤（气滞痰凝型）。**

【临证加减】腺瘤疼痛者，加制乳香、制没药各10g；心悸、失眠者，加酸枣仁、柏子仁各10g，珍珠母15g；气虚者，加党参15g，炙黄芪20g；血虚者，加熟地黄20g，制首乌15g；气滞者，加青皮8g，枳壳10g；食欲减退者，加炒鸡内金、焦山楂各10g；并发甲亢、白细胞减少者，加生黄芪30~40g，鸡血藤20g，鹿角胶15g，丹参10g，枸杞子15g。

【疗效】临床观察，用本方治疗甲状腺瘤60例，痊愈（腺瘤全部消失，随访2年以上未见复发）55例；好转（腺瘤缩小一半，随访2年以上不增大）3例；无效（服药15剂以上未见消退）2例，总有效率为96.6%。治疗中无1例出现不良反应。

【来源】胡熙明，吕明方．中国中医秘方大全．上海：文汇出版社，1989：85

加味消瘰汤

生地黄15g　玄参15g　牡蛎20g（包）　浙贝母10g　夏枯草10g　海藻15g　昆布15g　海浮石15g　天葵子10g

【用法】水煎服，每天2次，每日1剂。

【功效】软坚散结。

【适应证】**甲状腺瘤（痰浊凝聚型）。**

【来源】刘国政，王惟恒．甲状腺疾病千家妙方．北京：人民军医出版社，2012：30

漏芦汤

漏芦30g　刘寄奴30g　蒲公英30g　紫花地丁30g　金银花30g　连

翘 30g　柴胡 13g　海藻 15g　玄参 12g　香附 12g　浙贝母 12g　皂角刺 10g

【用法】水煎服，每日 1 剂，日服 4 次。

【功效】理气活血，软坚散结，疏肝解郁化痰。

【适应证】**甲状腺瘤（气滞痰凝）。**

【来源】刘国政，王惟恒. 甲状腺疾病千家妙方. 北京：人民军医出版社，2012：30

❁ 夏枯草汤

夏枯草 50g　香附 20g　昆布 20g　海藻 20g　牡蛎 35g　黄药子 25g　射干 20g　连翘 20g　龙胆草 15g　海浮石 30g

【用法】水煎服，每天 2 次，每日 1 剂。

【功效】清热解郁，祛痰软坚。

【适应证】**甲状腺瘤（气郁化火，痰凝经络型）。**

【来源】刘国政，王惟恒. 甲状腺疾病千家妙方. 北京：人民军医出版社，2012：31

❁ 消囊汤

控涎丹（分吞）2.5g　昆布 6g　海藻 6g　炒白芥子 4.5g　海浮石 9g　苏子 6g　浙贝母 10g　夏枯草 6g　炒僵蚕 6g　桔梗 2g　陈海蜇 12g　荸荠 2 枚

【用法】水煎服，每天 2 次，每日 1 剂。

【功效】通络消痰。

【适应证】**甲状腺瘤（痰凝经络）。**

【来源】刘国政，王惟恒. 甲状腺疾病千家妙方. 北京：人民军医出版社，2012：33

❁ 甲瘤汤

柴胡 10g　青皮 6g　甲珠 10g　当归　夏枯草各 12g　皂角刺 10g　僵蚕 6g　海藻 12g　浙贝母 10g　法半夏 6g

【用法】水煎服，每天 2 次，每日 1 剂。

【功效】疏肝理气，和血散结。

【适应证】**甲状腺瘤（肝郁气滞，痰血凝聚型）。**

【疗效】用本方治疗 3 例，其中女性 2 例，男性 1 例。最多服药 32 剂，最少服药 15 剂，均达肿瘤消失，未见复发。

【来源】李文亮，齐强．千家妙方·下．北京：战士出版社，1982：534－535

🪷 柴夏鳖甲汤

夏枯草 30g　鳖甲 30g　北柴胡 9g　三棱　莪术各 9g　煅牡蛎 30g　赤芍 15g　栀子 12g　川郁金 12g　广木香 9g　桃仁　红花各 9g　牡丹皮 9g

【用法】水煎，每日或两日 1 剂，1 剂分 2 次服。

【功效】理气散结，化痰散瘀。

【适应证】**甲状腺瘤（痰气郁结型）**。

【来源】赵建成．段凤舞肿瘤积验方．合肥：安徽科学技术出版社，1997：75

🪷 鳖甲消瘤方

玄参 12g　牡蛎 30g　川贝母　鳖甲各 9g　半枝莲　白花蛇舌草　丹参各 150g　木香　昆布　海藻　郁金　夏枯草各 9g

【用法】上药制成浸膏片，每片 0.25g。1 日 3 次，1 次 2 片。1 个月为一疗程，可连服 3 个月。

【功效】软坚散结，行滞活血，清热解毒。

【适应证】**甲状腺瘤（气滞血瘀痰结型）**。

【疗效】治疗各种良性肿瘤包块 156 例，其中甲状腺瘤 24 例，纤维瘤 40 例，脂肪瘤 18 例，血管瘤 6 例，淋巴结核 30 例，乳腺小叶增生 38 例。结果痊愈（肿块消失）36 例，显效（肿块约 1/2 以上）56 例；进步（肿块变软、自觉症状减轻）53 例，无效 11 例。

【来源】胡熙明，吕明方．中国中医秘方大全．上海：文汇出版社，1989，10：96－97

🪷 五海瘿瘤丸

海带 60g　海藻 60g　海螵蛸 60g　昆布 60g　浮小麦 60g　白芷 30g　广木香 6g　海蛤粉 60g

【制法】上药研为细末，炼蜜为丸，每丸重 6g。

【用法】大人每次服1丸，6~9岁每次服半丸，2~5岁每丸分3次服。1日2次，早、晚用开水送下。

【功效】软坚化核，消肿散瘀，活血舒气。

【适应证】**甲状腺瘤（气滞痰结型）。**

【来源】刘国政，王惟恒.甲状腺疾病千家妙方.北京：人民军医出版社，2012：35

🪷 海贝柴香汤

海藻　昆布　香附　郁金各12g　柴胡　连翘　浙贝母　鳖甲各10g　牡蛎　夏枯草　半枝莲各30g　玄参15g　瓦楞子20g

【用法】水煎服，每天2次，每日1剂。

【功效】理气化痰，软坚散结。

【适应证】**甲状腺瘤（气郁痰结型）。**

【临证加减】痰多苔厚腻加天竺黄6~9g，白芥子6~9g，法半夏9~12g，陈皮6~9g，胆南星6~9g，海浮石9~12g；包块质硬，或治疗后期消散缓慢去夏枯草、连翘、海藻、昆布，加当归9~12g，川芎9~12g，桃仁9~12g，赤芍9~12g，丹参12~18g；腺瘤囊肿型去牡蛎、瓦楞子，加牵牛子5~6g，泽泻9~12g；阴虚潮热，心烦，去夏枯草、连翘、半枝莲，酌加栀子9~12g，牡丹皮9~12g，青蒿9~12g，沙参9~12g，生地黄9~12g，天花粉9~12g；表卫不固加黄芪30g，防风6g，白术12g。

【来源】刘国政，王惟恒.甲状腺疾病千家妙方.北京：人民军医出版社，2012：36-39

🪷 逐瘀散结汤

猫爪草30g　石上柏　丹参　风栗壳　夏枯草各20g　三棱　莪术　浙贝母　生牡蛎各15g　甘草10g

【用法】水煎服，每天2次，每日1剂。1个月为1个疗程。

【功效】活血化瘀，散结消肿。

【适应证】**甲状腺瘤（血瘀痰凝型）。**

【临证加减】口淡，大便稀，舌胖，脉细弱，加党参、黄芪；口干便秘，舌红，脉弦或滑，加蒲公英、紫花地丁。

【来源】刘国政，王惟恒.甲状腺疾病千家妙方.北京：人民军医出版社，2012：36－39

加减当归玄参汤

当归 10g　玄参 30g　银花 15g　红藤 20g　元胡 15g　穿山甲 10g　皂角刺 10g　桂枝 10g　川芎 10g　制半夏 10g　茯苓 15g　泽泻 10g　生地 30g

【用法】水煎服，每天 2 次，每日 1 剂。有效者连续服用，直到肿瘤消失，一般约服药 3~6 周。

【功效】活血化瘀，消肿散结。

【适应证】甲状腺瘤囊性变（气滞血瘀痰凝型）。

【疗效】治愈 58 例，好转 4 例，无效 30 例，总有效率 67.39%。

【来源】庞国明.肿瘤病最新专方专药.北京：学苑出版社，2000，1：193

藻布消瘤汤

柴胡 10g　川芎 10g　当归 10g　八月札 10g　浙贝母 15g　天葵子 15g　莪术 15g　夏枯草 30g　生龙骨 30g　生牡蛎 30g　穿山甲 20g　海藻 20g　昆布 20g　炙甘草 5g

【用法】水煎服，每天 2 次，每日 1 剂，1 个月为一疗程。肿块消失后继续巩固治疗 1 个月。

【功效】疏肝理气，化痰行瘀，软坚散结。

【适应证】甲状腺瘤（气滞痰郁型）。

【疗效】临床观察 68 例，58 例治愈（经触诊及 B 超复查，局部肿块及全身症状消失）；3 例显效（肿块缩小 1/2 以上，肿块基本消失）；2 例有效（肿块缩小，但未超过 1/2，症状减轻）；无效 5 例（肿块无变化或增大，全身症状无改善或加重）。疗程最短者服药 2 周肿块明显缩小，1 个疗程后肿块完全消失，最长为 3 个疗程。

【来源】庞国明.肿瘤病最新专方专药.北京：学苑出版社，2000：193－194

加减香附青陈饮

制香附 9g　青皮 6g　陈皮 6g　广郁金 9g　夏枯草 15g　制南星 9g

海浮石 12g　橘核 9g　山海螺 15g　千里光 9g　生牡蛎 30g　海藻 9g　海带 9g　赤芍 9g

【用法】水煎服，每天 2 次，每日 1 剂，早晚服。

【功效】疏肝理气，化痰散结。

【适应证】甲状腺瘤（肝郁痰结型）。

【临证加减】阴虚者加生地 12g、玄参 9g；便秘者加大黄 6g、瓜蒌仁 12g。

【疗效】临床观察 25 例，结果治愈 10 例，显效 10 例，无效 5 例。

【来源】庞国明. 肿瘤病最新专方专药. 北京：学苑出版社，2000：194

海马藻刺汤

海藻　夏枯草各 30～60g　牡蛎 30～100g　皂角刺 15～30g　香附　僵蚕 12～30g　玄参 30g　黄药子　山慈菇各 6～12g　白芥子 12g　海马 3g（研末冲服）

【用法】水煎服，每天 2 次，每日 1 剂，20 天为一疗程。

【功效】理气解郁，活血祛瘀，化痰散结。

【适应证】甲状腺瘤（气滞血瘀痰凝）。

【疗效】共观察 30 例，其中 8 例触诊甲状腺肿物完全消失、超声波测不出肿物，甲状腺大小形态正常（治愈）；13 例触诊肿物较前缩小、超声波测肿物缩小 1/2 以上（显效）；6 例触诊肿物较前缩小，自觉症状减轻或消失、超声波测肿物较前缩小不足 1/2（有效）；3 例治疗 3 个月、触诊及超声波检查肿块无变化或反而增大（无效）。

【来源】钟志贵，尤秀珍. 中药治疗甲状腺瘤 30 例. 江苏中药，1996，11：21

消瘿合剂

黄芪　夏枯草　海浮石　土茯苓各 30g　党参　玄参　北沙参各 15g　白芍　白芥子　浙贝　制香附各 12g

【用法】水煎服，每天 2 次，每日 1 剂，3 个月为一个疗程。

【功效】益气养阴，疏气化痰，攻毒。

【适应证】甲状腺瘤（气阴两虚，痰毒凝结型）。

【疗效】治疗甲状腺瘤 103 例，其中 25 例临床症状消失，B 超及临床检查肿块消失；29 例临床症状消失，B 超及临床检缩小 1/3 ~ 1/2；31 例临床症状有所改善；18 例无效。总有效率为 82.52%。

【来源】张志洪. 消瘿合剂治疗甲状腺瘤 103 例疗效分析. 江苏中医, 1988, (8)：29

昆藻枯草汤

海藻　昆布各 30g　夏枯草 60g　陈皮　贝母　半夏　当归各 15g　瓜蒌　三棱　莪术各 20g　黄药子 10g

【用法】水煎服，每天 2 次，每日 1 剂，60 天为一疗程。

【功效】祛痰化瘀。

【适应证】**甲状腺瘤（痰结血瘀型）**。

【疗效】以本方治疗甲状腺肿瘤 35 例，病程最短 1 个月，最长 12 年。结果：治愈 21 例（肿块缩小，自觉症状消失，不再复发）。好转 13 例（肿块缩小，自觉症状好转）。无效 1 例（治疗前后无变化）。总有效率 97%。

【来源】赵洪波. 中药治疗甲状腺肿瘤 35 例. 陕西中医, 2001, (10)：617

消瘿膏

夏枯草　三棱　莪术各 30g　牡蛎　半夏各 20g　海藻　昆布各 40g　白芷　黄芩各 15g　穿山甲 10g

【用法】把以上药物加入植物油中煎至药物为炭后过滤，去掉药渣，重新加热药油，然后再加入樟丹匀成膏。每 4 天敷 1 次，30 天为 1 个疗程，一般 1 ~ 2 个疗程即可有效。

【功效】理气化瘀，燥湿化痰。

【适应证】**甲状腺瘤（气滞痰结）**。

【疗效】26 例患者中，男 4 例，女 22 例；年龄最小 18 岁，最大 49 岁，以 30 ~ 40 岁为最多；病程最短 2 个月，最长 6 年。痊愈者 9 例，显效者 12 例，无效者 5 例，总有效率 80.8%。

【来源】赵可君，杨军，王维佳. 外敷消瘿膏治疗甲状腺腺瘤 26 例. 中医药信息, 1999, (2)：35

灭瘿瘤汤佐以^{131}I

海藻　生龙骨　生牡蛎各15g　夏枯草　昆布各12g　柴胡　白芍　香附　浙贝母各9g　䗪虫9～15g　黄药子6～12g

【用法】每天1剂，加水1500ml浸泡1小时候煎煮2次，取汁600ml，上下午分服，至甲状腺瘤消除为止。

【功效】疏肝理气，化痰散瘿，祛瘀消瘿瘤。

【适应证】甲状腺瘤（肝郁气滞痰凝型）。

【临证加减】伴甲亢症状者加玄参、生地、麦冬；甲状腺显或质地较硬者加三棱、莪术。

【疗效】治疗21例，治愈17例，显效4例，总有效率100%，显效的4例于疗程结束后2～5个月复发，再服灭瘿汤14～21剂后治愈。

【来源】欧阳诚．灭瘿瘤汤佐以小剂量^{131}I治疗甲状腺腺瘤34例．中国中西医结合杂志，2001，21（11）：853

甲瘤汤

昆布　海藻　海浮石　生牡蛎（先煎）各30g　柴胡　郁金　制香附　当归　赤芍　莪术各12g　炙山甲10g　炙甘草5g

【用法】水煎服，每天2次，每日1剂，3个月为一疗程。

【功效】疏肝理气，和营软坚，化痰散结。

【适应证】甲状腺良性肿块（血瘀痰结型）。

【临证加减】肺部疼痛明显者加川楝子、紫草各12g；胸闷心悸者，加柏子仁12g、远志10g。

【来源】包广勤．"甲瘤汤"治疗甲状腺良性肿块123例临床观察．上海中医杂志，1999，（2）：24

半夏散

半夏　射干　牛蒡子（微炒）各30g　杏仁（汤浸、去皮尖双仁、麸炒微黄）　羚羊角屑　桔梗（去芦头）　昆布（洗去咸味）　槟榔　赤茯苓各22g　枳壳（麸炒微黄）　甘草各15g

【用法】上为散，每服12g，以水250ml，加生姜4g，煎至150ml，去渣温服，不拘时候。

【功效】宣肺理气，化痰软坚。

【适应证】**甲状腺肿瘤（气郁痰凝型）**。

【来源】周宜强．实用中医肿瘤学．北京：中医古籍出版社，2006：264

🪷 活血化坚汤

　　防风　赤芍药　当归尾　天花粉　金银花　贝母　川芎　皂角刺桔梗各3g　僵蚕　厚朴　五灵脂　陈皮　甘草　乳香　白芷各1.5g

【用法】上药以清水600ml，煎至320ml，临服时加酒适量，分2次食后温服。

【功效】消肿软坚，活血散结。

【适应证】**甲状腺肿瘤（气滞血瘀型）**。

【来源】周宜强．实用中医肿瘤学．北京：中医古籍出版社，2006：265

🪷 行气消痰汤

　　川厚朴9g　姜半夏9g　郁金9g　苏梗6g　茯苓15g　昆布9g　海藻9g　土贝母9g　生牡蛎12g　当归12g　生姜2片

【用法】水煎服，每天2次，每日1剂。

【功效】理气解郁，化痰，祛湿。

【适应证】**甲状腺瘤（气郁痰凝型）**。症见：颈瘿大如胡桃，苔白而黏，脉弦。

【来源】唐先平，桑志成，张凤娟．肿瘤古今名家验案全析．北京：科学技术文献出版社，2007：249

🪷 海藻消瘰疬汤

　　夏枯草24g　昆布24g　海藻12g　水红花子12g　生黄芪12g　玄参12g　煅牡蛎12g　象贝母3g　炒白术9g　香附12g　地龙2条

【用法】水煎服，每天2次，每日1剂。

【功效】清热化痰软坚。

【适应证】**甲状腺瘤**（**郁火伤津痰结型**）。症见：甲状腺肿块，按之质硬，表面光滑，边缘清楚，经常低热不退，精神疲惫，心情急躁易怒，胃纳不佳，月经不调，经来腹胀腹痛，腰际酸楚，苔薄腻，脉细弦。

【临证加减】虚火盛者加丹皮10g、六味地黄丸12g（分吞）；肝郁明显者加橘皮、橘叶各6g、苦桔梗6g，减去炒白术。

【来源】唐先平，桑志成，张凤娟. 肿瘤古今名家验案全析. 北京：科学技术文献出版社，2007：250

谷铭三验方

夏枯草25g　海藻20g　昆布15g　连翘25g　牡蛎25g（先煎）黄药子25g　七叶一枝花20g　忍冬藤25g

【用法】水煎服，每天2次，每日1剂。

【功效】清热化痰，软坚散结。

【适应证】**甲状腺瘤**（**痰瘀凝滞型**）。症见：甲状腺有肿块，质地较硬，表面光滑，可随吞咽上下移动，压痛不明显，颈部表浅淋巴结不大，舌红，苔薄黄，脉弦微数。

【疗效】患者服药30余剂，肿块缩小近半，原方再进40剂，肿块缩小至指甲大，随访数年未再复发。

【来源】唐先平，桑志成，张凤娟. 肿瘤古今名家验案全析. 北京：科学技术文献出版社，2007：251

杜雨茂验方

海藻12g　茯苓12g　昆布9g　贝母9g　莪术9g　赤芍9g　当归尾9g　青皮9g　陈皮9g　柴胡9g　川芎9g　黄药子6g　桂枝6g

【用法】水煎服，每天2次，每日1剂。

【功效】解郁化痰，活血消坚。

【适应证】**甲状腺肿瘤**（**肝脾气机失调，气滞血瘀痰凝型**）。症见：颈前肿块，触之坚硬，高低不平，压痛不著，皮色无异，移动度小，食欲不振，精神稍差，脉缓，舌红，苔薄白，面黄体瘦。

【疗效】治疗患者1例，上方加减服用217剂后，颈部肿块全部消退。停药观察近 1 年，一切正常。

【来源】唐先平，桑志成，张凤娟．肿瘤古今名家验案全析．北京：科学技术文献出版社，2007：255

张伯臾验方

炙生地 15g　制首乌 15g　麦冬 9g　炒丹皮 9g　孩儿参 12g　全当归 9g　生牡蛎 30g（先煎）　夏枯草 15g　海藻　海带各 15g　贝母 12g　芋艿丸 12g（分吞）

【用法】芋艿丸 12g，分 2 次吞。汤药水煎服，每天 2 次，每日 1 剂。

【功效】养阴柔肝，软坚化痰。

【适应证】甲状腺瘤（阴虚内热，痰热凝结型）。症见：甲状腺肿大，质坚且痛，低热，脉细舌红。

【疗效】治疗患者 1 例，患者服本方后症状减轻，遂由劳保医院再予本方，连服 40 剂后腺瘤消退。

【来源】唐先平，桑志成，张凤娟．肿瘤古今名家验案全析．北京：科学技术文献出版社，2007，6：256

黄一峰验方

薄荷 3g　夏枯草 15g　昆布 9g　煅牡蛎 30g　海藻 15g　功劳叶 30g　蜀羊泉 15g　黄药子 15g　紫背天葵 15g　瓜蒌仁 9g　茯苓 12g　陈皮 6g　王不留行 15g　芋艿丸 180g　小金丹 20 粒

【用法】芋艿丸早晚各服 6g，小金丹每晚服 1 粒。汤药水煎服，每天 2 次，每日 1 剂。

【功效】疏肝调气，化痰软坚。

【适应证】甲状腺肿瘤（肝郁痰凝型）。症见：左侧颈项结块肿痛不已，眩晕目花，脘闷嘈杂，舌薄白，脉软滑。

【来源】唐先平，桑志成，张凤娟．肿瘤古今名家验案全析．北京：科学技术文献出版社，2007：257

夏花龙贝汤

夏枯草 15g　天花粉 15g　生地黄 15g　生牡蛎 15g　玄参 9g　麦

冬 9g　贝母 9g　天龙 2 条

【用法】用水 3 碗煎成 1 碗，内服，煎服 2 次。

【功效】清热化痰，消肿散结。

【适应证】**甲状腺肿瘤（痰热互结型）。**

【临证加减】热毒较盛者加青天葵 9g，半枝莲、白花蛇舌草、七叶一枝花各 30g；伤阴较甚可加北沙参 15g、白芍 12g、生甘草 6g；气阴两虚者再加生黄芪、党参各 15g；肿块较大、较坚硬者，加三棱、莪术、炮山甲各 9g。

【来源】刘国政，王惟恒．甲状腺疾病千家妙方．北京：人民军医出版社，2012：105

❁ 痰核方

五倍子不拘量

【制法】放入沙锅内炒黄，冷却后研松。

【用法】临睡前用醋调成膏状敷于患处，次晨洗去，7 次为 1 个疗程。

【功效】散结解毒。

【适应证】**甲状腺瘤（阴虚痰结型）。**

【来源】刘国政，王惟恒．甲状腺疾病千家妙方．北京：人民军医出版社，2012：39

❁ 软坚消结散

急性子 30g　山慈菇 20g　鲜鲫鱼 3 条　食醋适量

【用法】将急性子、山慈菇研粉，再加鲜鲫鱼（不去肛肠）与药粉共捣为泥，加醋调为糊状，敷于患处；外用纱布包扎固定。

【功效】软坚散结。

【适应证】**甲状腺瘤（痰血郁结型）。**

【来源】刘国政，王惟恒．甲状腺疾病千家妙方．北京：人民军医出版社，2012：39

❁ 椒菊糊剂

华南胡椒（全株）2 份　野菊花 1 份　生盐少量

【用法】一起捣烂，隔水蒸热，待温度降至适中时，外敷于患处，1 剂可用多次。

【功效】理气解郁、化痰散结。

【适应证】**甲状腺瘤（气滞痰郁型）**。

【疗效】用如上方法治疗瘿瘤一般病例7天后瘤体即可缩小，坚持用药20天后，多数人瘤体可消失或趋于消失。外用药个别人可能出现过敏反应，去药后可消失，不需特殊治疗。

【来源】刘国政，王惟恒. 甲状腺疾病千家妙方. 北京：人民军医出版社，2012：39

芙蓉菊膏

芙蓉菊鲜全草30g

【用法】将上药捣烂加蜂蜜调和，敷在肌肤局部，皮肤有灼热感即取下，待灼热感消失后再敷上，可重复3～4次。

【功效】解毒消肿。

【适应证】**甲状腺瘤（痰毒郁结型）**。

【疗效】治疗患者1例，上方治疗14天后肿物逐渐缩小，约2个月肿物消失。

【来源】刘国政，王惟恒. 甲状腺疾病千家妙方. 北京：人民军医出版社，2012：39

海马散结汤

海马1对（约10g）　冬菇20g　紫菜10g　红枣10g　川贝母10g猪小腿肉适量

【用法】加上400ml水炖即可，每日1次。

【功效】消瘀散结。

【适应证】**甲状腺瘤（气虚痰瘀型）**。

【来源】刘国政，王惟恒. 甲状腺疾病千家妙方. 北京：人民军医出版社，2012：40

爵床草茶

爵床草30g　叶下红30g　野蔷薇果30g　狗肝菜20g　大枣6枚

【用法】煎汤代茶饮。

【功效】清热解毒，散结消肿。

【适应证】**甲状腺瘤（痰湿热结型）**。

【来源】刘国政，王惟恒．甲状腺疾病千家妙方．北京：人民军医出版社，2012：40

🪷 牛蒡根汤

牛蒡根（热水洗净，细切去皮）100g

【用法】上药加水 1000ml，煎取 600ml，分 3 次温服，每次间隔约半小时。

【功效】消肿解毒。

【适应证】**甲状腺肿瘤（痰热型）。**

【来源】刘国政，王惟恒．甲状腺疾病千家妙方．北京：人民军医出版社，2012：40

🪷 丝瓜络汤

丝瓜络 30g　夏枯草 30g　甘草 10g

【用法】水煎服，每日 1 剂，早晚分服。30 日为 1 个疗程，共需 2～3 个疗程。

【功效】通络化痰。

【适应证】**甲状腺瘤（气滞痰瘀型）。**

【来源】刘国政，王惟恒．甲状腺疾病千家妙方．北京：人民军医出版社，2012：40

第二节　甲状腺恶性肿瘤

🪷 通气散结汤

党参　当归　天花粉　黄芩　贝母各 15g　川芎　胆南星　炮山甲　海藻　莪术　丹参各 12g　夏枯草　蜀羊泉　龙葵　丹参　猪苓　茯苓　石菖蒲各 20g

【用法】水煎服，每天 2 次，每日 1 剂。

【功效】理气化痰，散瘀破结。

【适应证】**甲状腺癌（气滞血瘀型）。**症见：颈前肿块活动受限且质硬，胸闷，心烦易愁，头痛目眩，舌质紫黯，脉弦数。

【来源】刘国政，王惟恒．甲状腺疾病千家妙方．北京：人民军医出版社，2012：95

猫爪草海藻汤

猫爪草 30g　海藻 15g　郁金 15g　浙贝母 15g　昆布 15g　海带 18g　夏枯草 20g　黄药子 15g　法半夏 12g　青皮 12g　柴胡 12g　陈皮 6g

【用法】水煎服，每天 2 次，每日 1 剂。

【功效】疏肝理气，消瘿散结。

【适应证】**甲状腺癌（肝郁气滞型）**。

【临证加减】伴气郁化火，症见口干、口苦、烦躁、易怒，加生牡蛎 30g、野菊花 15g，以疏肝清热；伴有瘀血，症见肿物坚硬不移、舌质暗红或有瘀斑，加三棱 15g、莪术 15g，以化瘀散结；伴心悸失眠加夜交藤 15g、丹参 10g，以养心安神；伴肝肾阴虚、眩晕耳鸣，加女贞子 15g、墨旱莲 10g，以滋补肝肾。

【来源】刘国政，王惟恒．甲状腺疾病千家妙方．北京：人民军医出版社，2012：95

消瘿汤

昆布　黄药子　海藻各 15g　土贝母 12g　炒山甲　乌梢蛇　重楼各 10g　生牡蛎　忍冬藤 30g

【用法】水煎服，每天 2 次，每日 1 剂。

【功效】活血化瘀，散结消癥。

【适应证】**甲状腺癌（血瘀石瘿型）**。症见：颈前瘿病，质硬如石，难以推移，吞咽不畅，甚则声音嘶哑，面黯不泽，苔薄或少，舌色紫黯，可见瘀斑，舌下青筋暴露，脉沉细涩。

【临证加减】痰甚者加南星、瓜蒌；气郁甚者加香附；血瘀甚者加蜈蚣、蟅虫；热毒甚者加山豆根。

【来源】刘国政，王惟恒．甲状腺疾病千家妙方．北京：人民军医出版社，2012：99

清心软坚方

夏枯草 20g　北沙参 20g　白芍 20g　生地黄 20g　天冬 20g　麦冬

20g　川贝母 10g　石斛 20g　海藻 20g　昆布 15g　黄药子 10g　僵蚕 20g　地龙 30g　金银花 20g　酸枣仁 20g　夜交藤 30g

【用法】水煎服，每天 2 次，每日 1 剂。

【功效】养阴清热，化痰软坚。

【适应证】**甲状腺癌（阴虚火郁型）**。症见：颈前瘿肿，扪之质硬，心悸烦躁，面部烘热，咽干口苦，手颤失眠，舌苔薄黄，或苔少舌红，弦细数。

【临证加减】口干口渴，苔少加玉竹、芦根；心悸不宁加五味子、莲心；纳差便溏加白术、茯苓、砂仁；神疲力乏加党参、黄芪。

【来源】刘国政，王惟恒．甲状腺疾病千家妙方．北京：人民军医出版社，2012：102

🪷 黄药子四海汤

黄药子 10g　昆布 10g　海浮石 10g　海藻 10g　生牡蛎 15g　玄参 10g　海螵蛸 10g　生黄芪 30g　枸杞子 30g　女贞子 30g　焦山楂 30g　夏枯草 15g

【用法】水煎服，每天 2 次，每日 1 剂。

【功效】益气养阴，化痰散结。

【适应证】**甲状腺良、恶性肿瘤（气阴虚痰凝型）**。

【来源】赵建成．段凤舞肿瘤积验方．合肥：安微科学技术出版社，1997：67

🪷 六军丸

蜈蚣（去头足）　蝉蜕　全蝎　僵蚕（炒去丝）　夜明砂　穿山甲各等份

【用法】以上为细末，神曲糊为丸，粟米大，朱砂为衣。每次 4.5g，每日 2 次，饭后 2 小时水酒送服，忌大荤、煎炒食物。

【功效】攻毒消肿。

【适应证】**甲状腺癌（痰毒壅结）**。适用于甲状腺癌未溃破者。

【来源】赵建成．段凤舞肿瘤积验方．合肥：安徽科学技术出版社，1997：67

🪷 海藻软坚丸

昆布　海藻各 30g　松罗茶　川芎　白蔹　当归　白芷各 15g　肉桂 9g

【用法】共研细末，炼蜜和为海藻软坚丸，每丸重9g。每次服1丸，每日2次。

【功效】清热化痰，软坚散结。

【适应证】**甲状腺癌（痰热瘀结）。**

【来源】赵建成．段凤舞肿瘤积验方．合肥：安徽科学技术出版社，1997：66

两根一参汤

金银花30g　紫草根30g　薏苡仁30g　山豆根30g　白英30g　丹参30g　鱼腥草30g　夏枯草30g　生黄芪15g　土贝母12g　重楼12g　六神丸45粒

【用法】每日1剂，煎2次，分3次服，六神丸每次服15粒，1日3次。

【功效】清热化痰，散结消肿。

【适应证】**甲状腺癌（痰热互结型）。**

【临证加减】发热加黄芩15g；胸痛加郁金15g；气急加苏子12g、沉香6g。

【来源】赵建成．段凤舞肿瘤积验方．合肥：安徽科学技术出版社，1997：67－68

黄蒌汤

黄药子30g　全瓜蒌30g　夏枯草30g　海藻30g　望江南30g　牡蛎30g　白花蛇舌草30g　野菊花30g　白毛藤30g　紫丹参30g　昆布15g　淮山药15g　桃仁9g　南沙参12g　王不留行12g　蜂房12g　小金片10片　天龙片15片

【用法】每日1剂，煎2次，分3次服，小金片分2次，天龙片分3次，随汤药吞服。

【功效】软坚散结，化痰解毒。

【适应证】**甲状腺癌（痰毒郁结型）。**

【来源】赵建成．段凤舞肿瘤积验方．合肥：安徽科学技术出版社，1997：69

黄柏汤

夏枯草15g　山豆根15g　生牡蛎15g　白药子10g　橘核12g　王不留行子12g　天葵子12g　甲珠9g　苏梗9g　射干9g　马勃9g　昆布30g

【用法】水煎服，每天2次，每日1剂。

【功效】行气活血，软坚散结。

【适应证】**甲状腺癌**（气滞血瘀痰结）。

【来源】刘国政，王惟恒．甲状腺疾病千家妙方．北京：人民军医出版社，2012：106

🌸 补藤汤

女贞子30g　旱莲草30g　补骨脂30g　骨碎补30g　透骨草30g　鸡血藤30g　海藻30g　肉苁蓉30g　山药15g　牛膝15g　木瓜15g

【用法】水煎服，每日1剂。分2次服用。

【功效】养阴活血，化痰散结。

【适应证】**甲状腺癌**（阴血亏虚痰凝型）。对甲状腺癌骨转移的患者效果更好。

【疗效】据临床报道，用本方治疗甲状腺癌多例有一定的疗效，特别是对甲状腺癌骨转移的病人效果更好。

【来源】刘国政，王惟恒．甲状腺疾病千家妙方．北京：人民军医出版社，2012：106

🌸 五海丸

海螺20g　海蛤粉20g　海藻15g　海螵蛸15g　昆布10g　龙胆草10g　青木香10g

【用法】共研细末，炼蜜为丸，每丸6g。每次2丸，每日3次。

【功效】软坚散结，清热解毒。

【适应证】**甲状腺癌**（痰热互结型）。

【来源】刘国政，王惟恒．甲状腺疾病千家妙方．北京：人民军医出版社，2012：108

🌸 消坚丸

蜈蚣6条　全蝎30个　僵蚕9g　山甲珠9g　炙蜂房9g　皂角刺9g

【用法】共为细末，炼蜜为丸。每次 3g，每日 3 次。

【功效】解毒散结。

【适应证】**甲状腺癌（痰毒郁结型）**。

【来源】刘国政，王惟恒．甲状腺疾病千家妙方．北京：人民军医出版社，2012：108

瘿瘤膏

蜈蚣（炙）3 条　全蝎 3g　壁虎 3g　儿茶 3g　蟾酥 3g　黄升 1.5g

【用法】共研为细末，以凡士林 20g 调和，备用。每次以适量涂于纱布，贴在肿块处；每天换药 1 次，连用 5 日后停用 2 天。如无不良反应，可继续应用；如用后出现发红、瘙痒症状，应暂停使用，等上述部位恢复正常后再用。

【功效】解毒消肿，行气通络。

【适应证】**甲状腺癌（痰毒凝滞型）**。

【来源】刘国政，王惟恒．甲状腺疾病千家妙方．北京：人民军医出版社，2012：109

一贯煎

沙参 30g　麦冬 15g　生地 15g　玄参 15g　白芍 10g　生牡蛎 30g
当归 10g　夜交藤 30g　枣仁 15g　炙远志 6g　太子参 15g　黄芪 30g
制首乌 15g　茯苓 15g　莲子心 6g

【用法】水煎服，每天 2 次，每日 1 剂。

【功效】补气益血，滋阴平肝，养心宁神。

【适应证】**甲状腺癌术后（气阴两虚型）**。症见：情绪激动，心悸易惊，烦躁多汗，声音嘶哑，全身乏力，食少纳差，胸闷气短等。

【疗效】6 例患者均行手术切除，术后有 3 例行高能放疗，6 例患者均同时辅以中药，扶正培元，养心宁神，补气益血，病人康复较快。恶性程度最高的 1 例未分化癌，现已存活 18 年，患者全身状况良好，无不良反应。

【来源】倪森邦．6 例甲状腺癌中西医结合治疗体会．现代中西医结合杂志，2003，12（5）：511－512

🪷 周仲瑛验方

醋柴胡 5g　炙鳖甲 15g（先煎）　炮山甲 10g（先煎）　䗪虫 5g
桃仁 10g　山慈菇 15g　制南星 15g　猫爪草 25g　漏芦 15g　白毛夏枯
草 15g　炙僵蚕 10g　泽漆 15g　牡蛎 25g（先煎）　海藻 10g　玄参 10g
炙蜈蚣 3g　守宫 3g　南北沙参各 10g　天冬　麦冬各 10g　天花粉 10g
生黄芪 15g　龙葵 20g　半枝莲 20g　白花蛇舌草 20g　八月札 12g　炒
白芥子 10g　路路通 10g　青皮 10g　皂角刺 6g

【用法】水煎服，每天 2 次，每日 1 剂。

【功效】清热解毒，化痰祛瘀，疏肝散结，益气养阴。

【适应证】**甲状腺癌淋巴转移（气滞痰凝型）**。症见：颈部淋巴结肿大，
有胀痛感，右腋下胀，舌根部肿痛不适，咽暗红充血，咽部窒塞，声音沙哑，
偶有胸闷，舌苔黄，质红，脉细滑。

【临证加减】时有咯痰，舌根肿痛不适者，去白芥子，加贝母 10g、山豆
根 6g、蚤休 10g、知母 10g。

【疗效】治疗患者 1 例，服药 40 余天后，颈部淋巴结基本消失，手触可
及单个结节，基本不痛，声音嘶哑明显好转，但欠响亮，受凉后两肩臂会感
酸痛不麻．咽中有痰。嘱患者注意保暖，继续服药巩固疗效。

【来源】马骅，苏克雷．周仲瑛运用复法大方治疗甲状腺癌淋巴转移验案 1 则．江
苏中医药，2010，42（1）：43 – 44

🪷 琥珀黑龙丹

琥珀 30g　血竭 60g　京墨 15g　五灵脂 15g　海带 15g　海藻 15g
南星 15g　木香 9g　麝香 3g

【用法】研细末，炼蜜为丸，每丸重 3g，金箔为衣。每服 1 丸，以热
酒送下。

【功效】行气活血，化痰散结。

【适应证】**甲状腺癌（气虚痰凝型）**。

【来源】郑玉玲．中西医肿瘤诊疗大全．北京：中国中医药出版社，1996：333

益气养阴汤

太子参 15g　天花粉 30g　黄芪 15g　五味子 10g　夏枯草 10g　石斛 15g　海浮石 30g　生地 15g　鳖甲 30g　山慈菇 10g　望江南 15g　合欢皮 12g　远志 5g　半夏 12g　神曲 15g　生山楂 15g　半枝莲 30g

【用法】水煎服，每天 2 次，每日 1 剂。

【功效】益气养阴，软坚散结。

【适应证】**甲状腺癌（化疗后气阴两虚型）**。症见：便结，舌红少津，胃纳减退，恶心，呕吐，乏力。

【临证加减】头晕加天麻、钩藤、石决明、菊花；痰中带血加花蕊石、仙鹤草、藕节。

【疗效】治疗患者 1 例，服中药 6 年余，随访病情一直保持稳定状态，症状没有进一步发展。

【来源】上海中医文献馆. 跟名医坐临床·肿瘤科难病. 北京：中国中医药出版社，2011：108－109

健脾消痰汤

黄芪 30g　党参 30g　白术 10g　藿香 5g　佩兰 5g　土茯苓 15g　浙贝 9g　川贝 9g　瓜蒌皮 12g　射干 12g　地龙 12g　胆南星 15g　山慈菇 15g　海藻 9g　昆布 9g　泽漆 12g　全蝎 9g　炙鳖甲 30g　丝瓜络 9g　陈皮 9g

【用法】水煎服，每天 2 次，每日 1 剂。

【功效】健脾化痰，解毒消肿，软坚散结。

【适应证】**甲状腺癌（脾虚痰湿，痰毒结肺型）**。症见：颈部结节，咳嗽痰多，胸闷纳呆，神疲乏力，舌质暗，苔白腻，脉滑数。

【临证加减】面部浮肿加桑白皮 10g、车前子 15g、赤小豆 30g、猪苓 15g；咽干、舌红加天花粉 30g、生地 30g、玄参 15g，颈部淋巴结增大者，海藻、昆布剂量加到 30g。

【疗效】患者服用中药数年，病情基本稳定，症状改善，带瘤生存多年。

【来源】上海中医文献馆. 跟名医坐临床·肿瘤科难病. 北京：中国中医药出版社，2011：110

益肾疏肝散结汤

生地 12g　熟地 12g　丹参 15g　丹皮 12g　生黄芪 15g　仙茅 9g　仙灵脾 9g　黄柏 9g　生牡蛎（先煎）30g　夏枯草 9g　香附 9g　郁金 9g　桃仁 9g　象贝 12g　淮小麦 15g　炙甘草 3g　大枣 9g　黄芩 9g　柴胡 9g　当归 12g　川续断 12g

【用法】水煎服，每天 2 次，每日 1 剂。

【功效】益肾疏肝，软坚散结，养心安神。

【适应证】**乳头状癌**（**肾虚肝郁，痰火互结**）。症见：颈前有异物感，刺痛时作，心烦心悸，急躁易怒，烘热时作，腰酸乏力，夜寐欠佳，纳便尚可，舌稍红，苔薄，脉细弦带数。

【疗效】患者坚持中药治疗 20 余年，病情稳定，目前仍在间断服药，定期复查未见远处转移迹象，身体情况良好。

【来源】上海中医文献馆. 跟名医坐临床·肿瘤科难病. 北京：中国中医药出版社，2011：323 – 324

夏枯三棱莪术汤

夏枯草 20g　首乌藤 20g　生牡蛎 30g　黄药子 9g　郁金 15g　石菖蒲 15g　沙参 15g　柴胡 10g　三棱 10g　莪术 10g

【用法】水煎服，每天 2 次，每日 1 剂，早晚服。

【功效】疏肝理气，软坚散结。

【适应证】**甲状腺腺癌**（**气郁痰结型**）。

【来源】常敏毅. 抗癌中药. 湖南科学技术出版社，1997：394

清热软坚抗癌汤

土贝母 12g　重楼 12g　金银花 30g　紫草根 30g　生薏苡仁 30g　山豆根 30g　白毛藤 30g　丹参 30g　鱼腥草 30g　夏枯草 30g　生黄芪 15g

【用法】水煎服，每天 2 次，每日 1 剂，早晚服。

【功效】清热解毒，软坚散结，活血化瘀，扶正抗癌。

【适应证】甲状腺癌（热毒郁结）。

【来源】常敏毅. 抗癌中药. 长沙：湖南科学技术出版社，1997：39

利湿祛热煎

土茯苓 15g　全锁银开 9g　黄药子 9g　白毛藤 15g　葛根 12g　蒲公英 12g　甘草 6g　金银花 6g

【用法】水煎服，每天 2 次，每日 1 剂，早晚服。

【功效】清热解毒，利湿去热抗癌。

【适应证】甲状腺癌（湿热互结型）。

【来源】常敏毅. 抗癌中药. 长沙：湖南科学技术出版社，1997：41

加减活血散瘿汤

黄芪 30g　料姜石 30g　野菊花 20g　白英 20g　党参 15g　茯苓 15g　生地 15g　当归 15g　海藻 12g　夏枯草 12g　赤芍 12g　白芍 12g　麦冬 10g　五味子 10g

【用法】水煎服，每天 2 次，每日 1 剂，早晚服。

【功效】补益气血，活血消瘿。

【适应证】甲状腺癌（气血两虚型）。

【临证加减】心悸汗多明显者，加炙甘草 15g、柏子仁 15g；面目虚浮者，加鹿角霜 15g，菟丝子 15g。

【来源】李家庚. 中医肿瘤防治大全. 北京：科学技术文献出版社，1994：265

黄白汤

夏枯草 15g　山豆根 15g　生牡蛎 15g　黄药子 15g　白药子 15g　橘核 12g　王不留行 12g　天葵子 12g　甲珠 9g　苏梗 9g　射干 9g　马勃 9g　昆布 30g

【用法】水煎服，每天 2 次，每日 1 剂，早晚服。

【功效】活血化瘀，清热解毒，软坚散结。

【适应证】甲状腺癌（痰热互结型）。

【疗效】临床观察治疗 11 例，近期治愈 1 例，显效 7 例，无效 3 例，总有效率为 72.7%。

【来源】周国平．癌症秘方验方偏方大全．北京：中国医药科技出版社，1992：55

加减丹栀逍遥散

丹皮 10g　栀子 9g　赤芍　白芍各 15g　柴胡 15g　生白术 12g
茯苓 15g　薄荷 9g　夏枯草 30g　浙贝母 30g　昆布 15g　黄药子 15g

【用法】水煎服，每天 2 次，每日 1 剂，早晚服。

【功效】疏肝理气，散结止痛。

【适应证】**甲状腺癌疼痛（肝气郁滞型）。**

【临证加减】若肿块坚硬如石者，加穿山甲 15g、生山楂 15g；若纳食减少，食后腹胀者，加鸡内金 10g、稻芽 30g；若心烦失眠者，加酸枣仁 15g、黄连 9g。

【来源】郑玉玲．癌痛的中西药最新疗法．北京：中国中医药出版社，1993：107

加减通气散结汤

党参 12g　当归 15g　黄芩 9g　天花粉 30g　川贝母 15g　川芎 12g
胆南星 12g　炮山甲 12g　海藻 12g　莪术 12g　丹参 10g　天葵 20g
夏枯草 30g

【用法】水煎服，每天 2 次，每日 1 剂，早晚服。

【功效】理气化痰，散瘀破结。

【适应证】**甲状腺癌疼痛（痰瘀互结）。**

【临证加减】若疼痛不止者，加五灵脂 15g、蒲黄 15g、炙猬皮 15g；若肿块坚硬如石者，加僵蚕 30g、石见穿 15g；若便干难行者，加大黄 9g、川芎 15g。

【来源】郑玉玲．癌痛的中西药最新疗法．北京：中国中医药出版社，1993：108

杨军验方

生黄芪　生首乌　生牡蛎　白花蛇舌草各 30g　茯苓　夏枯草
生山药　京玄参　半枝莲　炙鳖甲　生薏苡仁各 15g　生白术　山慈
菇　露蜂房　生大黄　泽漆各 12g　制半夏　全当归　粉丹皮　人中

黄　浙贝母　壁虎粉（分吞）各9g　升麻　芋芳丸（分吞）各6g

【用法】水煎服，每天2次，每日1剂。

【功效】扶正祛邪，化痰散结。

【适应证】**甲状腺癌（气虚痰结型）**。

【疗效】杨军报道用本方治疗一75岁女性患者，右侧甲状腺乳头状癌术后复发，淋巴结转移，服药1周后症状明显改善，2个月后肿块消剩芥蒂，曾几度停药1周左右，肿块有增大之势，再服效验，共服100余剂后，放射科复查，肿块完全消失。停药4年，多次复查未见复发。

【来源】周宜强．实用中医肿瘤学．北京：中医古籍出版社，2006：265

🪷 守瘿丸

杏仁（去皮，研末）　通草各60g　牛蒡子45g　昆布　射干　诃子　海藻各120g

【用法】上药共研为细末，入蜂蜜为丸，如弹子大。水煎服，每天2次，每日1剂。

【功效】化痰解毒。

【适应证】**甲状腺癌（痰凝毒结型）**。

【来源】周宜强．实用中医肿瘤学．北京：中医古籍出版社，2006：266

🪷 许国华验方

升麻10g　天葵子10g　重楼10g　玄参12g　连翘12g　野荞麦12g　浙贝母15g　黄药子15g　蒲公英15g　香茶菜15g　海藻15g　昆布15g　生牡蛎20g

【用法】水煎服，每天2次，每日1剂。

【功效】解毒化痰，软坚消瘿。

【适应证】**甲状腺癌（郁痰化毒，聚久成瘿型）**。症见：左侧颈前肿块坚硬，表面高低不平，不活动，无自觉痛，大口吞咽时有阻滞感，眠食尚可，大便稍秘，舌苔厚浊腻，两脉沉滑有力。

【疗效】患者1例，服药后无不适，遂连续服药80多剂，肿块消失，头已能正位，随访5年无殊变，患者获得痊愈。

【来源】唐先平，桑志成，张凤娟．肿瘤古今名家验案全析．北京，科学技术文献出版社，2007：254

朱长生验方

猫人参 15g　凤尾草 20g　黄药子 10g　金银花 20g　薄菜 15g　威灵仙 15g　夏枯草 20g　蒲公英 20g　山甲片 15g　柴胡 10g

【用法】水煎服，每天 2 次，每日 1 剂。

【功效】清热解毒，化痰软坚。

【适应证】**甲状腺癌（热毒郁结）**。症见：颈部肿大，甲状腺体坚硬，头晕，发热，气短，心悸，面色㿠白，呼吸表浅，舌质紫暗，脉滑数。

【疗效】1 例患者用上方随证加减治疗 1 年余，颈部肿块大如小指头，柔软平滑能移动，无自觉症状，至今存活 9 年余。

【来源】崔应眠．中华名医名方薪传．郑州：郑州大学出版社，1997：80－81

齐智勇验方

白花蛇舌草 30g　半枝莲 30g　牡蛎 30g　丹参 30g　海藻 15g　夏枯草 15g　玄参 15g　丹皮 15g　赤芍 15g　半夏 15g　柴胡 9g　桔梗 9g　川贝母 9g　厚朴 9g　挂金灯 9g

【用法】水煎服，每天 2 次，每日 1 剂。

【功效】消肿散结，解毒活血。

【适应证】**甲状腺乳头癌（痰湿交阻，气滞血瘀型）**。症见：颈部肿物，边界不清，推之不移，舌质红，苔薄白腻，脉弦滑。

【疗效】患者 1 例，用上方治疗 25 剂。咽喉异物感消失，右侧肿物较前缩小 1/3，精神较佳，食欲增进，形体渐丰，效不更方，上方续进 43 剂，辅以小金丸 1 粒，每日 2 次，肿块已缩小 2/3 大小如鸽卵，质地柔软，边界清晰，压痛消失，发音如常人。后以成药小金丸 5 盒，逍遥丸 10 瓶内服以巩固疗效。2 个月后活体组织切片检查，未见异常现象，随访 2 年未再发作。

【来源】崔应眠．中华名医名方薪传．郑州：郑州大学出版社，1997：81－82

史兰陵验方

青皮 9g　陈皮 9g　莪术 9g　黄药子 9g　海藻 15g　昆布 15g　夏

枯草 15g　枳实 9g　金银花 15g　三棱 15g　枳壳 9g　甘草 10g

【用法】隔日 1 剂，水煎服，每天 2 次。

【功效】宣肺理气，通经开郁。

【适应证】**甲状腺癌（气郁痰凝）**。症见：甲状腺肿大，坚硬如石，头痛，心慌，郁郁不欢，舌质暗，苔薄黄，脉弦涩。

【疗效】治疗患者 1 例，服上药 3 个月，并忌食辛辣刺激食物，肿瘤迅速缩小，服药半月消尽，共服药 90 剂，随访至 1973 年 1 月未见复发。

【来源】崔应眠．中华名医名方薪传．郑州：郑州大学出版社，1997：82－83

🪷 许国华验方

升麻 10g　天葵子 10g　蚤休 10g　玄参 12g　连翘 12gg　野荞麦 12g　象贝 15g　黄药子 15g　蒲公英 15g　香茶 15g　海藻 15g　昆布 15g　生牡蛎 20g

【用法】水煎服，每天 2 次，每日 1 剂。

【功效】清热解毒，行气活血，化痰散结。

【适应证】**甲状腺癌（热毒痰结，气虚血瘀型）**。症见：甲状腺肿大，高低不平，不活动，无自觉痛，大口吞咽时有阻滞感，乏力，便干，舌质暗，舌苔厚浊腻，两脉沉滑有力。

【疗效】治疗患者 1 例，用上方后患者无不适，遂连续服药 80 多剂，肿块消失，头已能正位。随访 5 年无殊变。

【来源】崔应眠．中华名医名方薪传．郑州：郑州大学出版社，1997：83－84

🪷 杜雨茂验方

海藻　茯苓各 12g　昆布　牡蛎　贝母　莪术　赤芍　当归尾　青皮　陈皮　柴胡　川芎各 9g　黄药子　桂枝各 6g

【用法】水煎服，每天 2 次，每日 1 剂。

【功效】解郁化痰，活血消坚。

【适应证】**甲状腺癌（肝脾气机失调，气郁痰凝型）**。症见：甲状腺肿块，触之坚硬，高低不平，食欲不振，精神差，舌质红苔薄白，脉缓。

【疗效】治疗患者 1 例，上方服至 16 剂时，黄药子增到 12g，另加玄参

15g，服 20 剂后，颈前肿块开始缩小（2cm×1.5cm×1.5cm），质稍软，食欲增进，体重增加 2kg。上方加三棱 9g，鳖甲 18g，夏枯草 12g，连服 65 剂，颈前肿块已缩小至蚕豆大，精神，食欲如常，上方增损又服 80 剂，颈部肿块全部消退，停药观察 1 年，一切正常。

【来源】崔应眠．中华名医名方薪传．郑州：郑州大学出版社，1997：84

❀ 范仁忠验方

　　金银花 62g　连翘 15g　三棱 9g　莪术 9g　生鳖甲 62g（打碎）海藻 9g　昆布 9g　生牡蛎 31g　天花粉 31g　蜈蚣 5 条　全蝎 4.5g壁虎粉 3g（冲）　白花蛇舌草 31g　生大黄 3g　蒲公英 30g

【用法】每剂药煎 4 次，每次煎药汁 500ml，计两天 6 次服完。

【功效】疏郁清热，化瘀消结。

【适应证】**甲状腺癌转移灶（热郁痰结）**。症见：转移灶肿大，质硬，固定，压痛明显，口干思凉饮，小便黄，脉弦滑。

【疗效】治疗患者 1 例，用上方服用，同时用农吉注射液肌内注射，每日 2 次，每次注射 2ml。共服中药 70 余剂，农吉利注射液肌内注射 400ml，患者头顶部肿块消失，患处跳痛及压痛亦消失。经走访，患者一切正常并已参加田间劳动。

【来源】崔应眠．中华名医名方薪传．郑州：郑州大学出版社，1997：84－86

❀ 陈玉琨验方

　　生牡蛎 30g（先煎）　玄参 24g　象贝（先煎）　夏枯草　海藻昆布　党参　鳖甲（先煎）各 15g　连翘　山茱萸各 12g

【用法】水煎服，每天 2 次，每日 1 剂。

【功效】养阴清热化痰，软坚散结。

【适应证】**甲状腺癌（肝肾阴虚，灼津痰结型）**。症见：颈部肿大，坚硬固定，脸色潮红，夜间盗汗，烦躁，咽喉间有痰，咳嗽、胸痛，舌质红，苔薄黄，脉细数。

【疗效】治疗患者 1 例，上方加减连续服药 6 个月，患者无明显自觉症状，颈部肿块不见增大，胸片复查左上肺阴影消失，建议手术切除癌瘤。手术切除 1 年，追踪 1 年，现恢复良好。

【来源】崔应眠．中华名医名方薪传．郑州：郑州大学出版社，1997，9：86-87

清肝芦荟丸化裁方

　　黛蛤散 30g　料姜石 30g　草河车 20g　山豆根 20g　鱼腥草 20g
白花蛇舌草 20g　蒲公英 20g　瓜蒌 20g　天花粉 20g　野菊花 20g　芦
荟 10g　青皮 10g　牙皂 10g

【用法】水煎服，每天 2 次，每日 1 剂。

【功效】清肝泻火，化毒散结。

【适应证】**甲状腺癌**（痰火郁结）。症见：颈前肿块凹凸不平，发展快，
胀痛压痛，头痛，呼吸困难，咽下不畅，声音嘶哑，咳嗽，咯黄痰，大便干
燥，小便黄，舌绛，苔黄，脉滑数。

【临证加减】若兼胃热内盛，多食易饥者，加生石膏 30g，知母 15g；若
火盛伤阴，阴虚肝旺，兼见口干以夜间为甚，腰膝酸软，脉细数者，加玄参、
沙参、麦冬、醋鳖甲、怀牛膝、女贞子各 15g。

【来源】郭岳峰．肿瘤病诊疗全书．北京：中国医药科技出版社，2001：163-164

益气养血汤

　　黄芪　料姜石各 30g　怀菊花　白英各 20g　党参　茯苓　生地
当归各 15g　海藻　夏枯草　赤芍　白芍各 12g　麦冬　五味子各 10g

【用法】水煎服，每天 2 次，每日 1 剂。

【功效】益气养血。

【适应证】**甲状腺癌**（气血两虚）。症见：癌肿后期，或放化疗后复发
者，出现心悸气短，全身乏力，自汗盗汗，声音嘶哑，口干欲饮，头晕目眩，
纳少，二便失调，舌暗淡少苔，脉沉细无力。

【临证加减】若心悸汗多明显者，可加炙甘草、柏子仁各 15g；形冷胃
寒，面目虚浮者，可加入鹿角胶、菟丝子各 15g。

【来源】郭岳峰．肿瘤病诊疗全书．北京：中国医药科技出版社，2001：164

二虫合剂

　　金银花 60g　生鳖甲 60g　生牡蛎 30g　天花粉 30g　白花蛇舌草 30g

蒲公英30g　连翘15g　三棱9g　莪术9g　海藻9g　昆布9g　生大黄3g　天花粉（冲）3g　全蝎4.5g　蜈蚣5条

【用法】加水煎煮，共煎4次，每次取药汁500ml，口服，以上药量共2日分6次饮完。

【功效】养阴散坚。

【适应证】甲状腺癌（阴虚血瘀型）。

【来源】高尚社，杨杰，史今花．抗癌秘验方．北京：化学工业出版社2008：57

🪷 蛇舌解毒汤

白花蛇舌草20g　半枝莲20g　牡蛎20g　丹参20g　海藻15g　夏枯草15g　玄参15g　丹皮15g　赤芍15g　半夏15g　柴胡9g　桔梗9g　川贝9g　厚朴9g　挂金灯9g

【用法】水煎服，每天2次，每日1剂。配合消瘰丸每服9g，日2次。

【功效】化痰解毒。

【适应证】甲状腺乳头状癌（痰浊内阻型）。

【来源】高尚社，杨杰，史今花．抗癌秘验方．北京：化学工业出版社2008：58

🪷 通气散坚汤

当归15g　川芎10g　黄芩10g　天花粉20g　莪术10g　胆南星10g　海藻15g　穿山甲10g　夏枯草20g　丹参30g　干蟾皮15g　白英20g　龙葵30g

【用法】水煎服，每天2次，每日1剂。

【功效】疏肝，理气，化痰。

【适应证】甲状腺癌（肝郁气滞，痰郁气结型）。

【来源】高尚社，杨杰，史今花．抗癌秘验方．北京：化学工业出版社2008：58

🪷 活血散瘿汤

白芍　当归　陈皮　川芎　半夏　熟地黄　人参　茯苓　丹皮各3g　红花　昆布　木香　甘草各1.5g　青皮　肉桂各1g

【用法】上药 15 味以清水 400ml，煎至 320ml，分 2 次温服，服后饮酒适量。

【功效】补益气血，化痰消瘿。

【适应证】**中晚期甲状腺癌（气血两虚型）。**

【来源】周宜强．实用中医肿瘤学．北京：中医古籍出版社，2006：265

王惠川验方

黄芪 60g　党参　瓦楞子各 30g　鳖甲 15g　全蝎　蜂房　郁金海藻　蚤休　山豆根各 10g

【用法】水煎服，每天 2 次，每日 1 剂。

【功效】扶正祛邪，解毒散结。

【适应证】**甲状腺癌（气虚痰结型）。**

【疗效】以本方配合平消丹治疗甲状腺包快 50 例，其中甲状腺癌 6 例（男性 2 例，女性 4 例），均经病理切片检查确诊，结果 6 例甲状腺癌，经治 3 个月，有效 3 例，无效 2 例，中断治疗 1 例。

【来源】周宜强．实用中医肿瘤学．北京：中医古籍出版社，2006：265

癌痛耳穴镇痛方

取穴：神门　皮质下　肺　咽喉　颈

【用法】用耳穴针在上述穴位上轻度刺激，5 日为一疗程。

【功效】镇静止痛。

【适应证】**甲状腺癌疼痛。**

【来源】周宜强．实用中医肿瘤学．北京：中医古籍出版社，2006：266

黄芷消瘿止痛方

生马钱子 30g　蜈蚣 50g　冰片 10g　乳香 60g　黄药子 80g　大黄 100g　白芷 50g　姜黄 60g

【用法】上药共研极细末，视癌痛范围大小，取药物适量加蜂蜜、米醋调成糊状，布包外敷患处，数小时后取下，以防皮肤受药物刺激而引起溃烂。

【功效】泻热活血止痛。

【适应证】甲状腺癌疼痛（热毒型）。

【来源】周宜强. 实用中医肿瘤学. 北京：中医古籍出版社，2006：266

瘿癌止痛膏

蜈蚣 3 条　全蝎 3g　天龙尾 3g　儿茶 3g　蟾蜍 3g　黄升 1.5g
凡士林 20g

【用法】诸药共为细末，凡士林调和备用。视肿物大小取药膏适量涂于纱布上，贴肿块处，贴后若皮肤发红、瘙痒时暂时停用，皮肤恢复正常后再用。

【功效】行气活血，通络止痛。

【适应证】甲状腺癌疼痛（气滞血瘀型）。

【来源】周宜强. 实用中医肿瘤学. 北京：中医古籍出版社，2006：266

复方黄药子膏

黄药子 30g　生大黄 30g　全蝎 10g　僵蚕 10g　䗪虫 10g　蚤休
15g　明矾 5g　蜈蚣 5 条

【用法】共研细面，用酒、醋各半调成糊状，敷贴于患处，每日用 3 次，7 次为一疗程。

【功效】活血通络，软坚散结。

【适应证】甲状腺癌（血瘀痰结型）。

【来源】李家庚. 中医肿瘤防治大全. 北京：科学技术文献出版社，1994：266

瘿癌止痛膏

蜈蚣 3 条　全蝎 3g　天龙尾 3g　儿茶 3g　蟾蜍 3g　黄升 1.5g
凡士林 20g

【用法】诸药共为细末，凡士林调和备用。视肿物大小取药膏适量涂于纱布上，贴肿块处，贴后若皮肤发红、瘙痒时暂时停用，皮肤恢复正常后再用。

【功效】行气活血，通络止痛。

【适应证】甲状腺癌疼痛（气滞血瘀型）。

【来源】周宜强. 实用中医肿瘤学. 北京：中医古籍出版社，2006：266

海藻夏枯汤

海藻 15g　昆布 15g　川贝母 10g　陈皮 10g　半夏 12g　青皮 12g
猫爪草 15g　夏枯草 20g　黄药子 15g

【用法】水煎服，每天 2 次，每日 1 剂。

【功效】化痰解毒。

【适应证】**甲状腺癌**（**痰凝毒聚型**）。

【来源】高尚社，杨杰，史今花. 抗癌秘验方. 北京：化学工业出版社，2008：59